AF328102

CONTRIBUTION A L'ÉTUDE

DES CHORÉES

D'ORIGINE INFECTIEUSE

PAR

Catherine MAMONOFF

Docteur en Médecine

<hr>

LYON

A. REY IMPRIMEUR-ÉDITEUR DE L'UNIVERSITÉ

4, RUE GENTIL, 4

1901

CONTRIBUTION A L'ÉTUDE

DES CHORÉES

D'ORIGINE INFECTIEUSE

DES CHORÉES

D'ORIGINE INFECTIEUSE

PAR

Catherine MAMONOFF

Docteur en Médecine

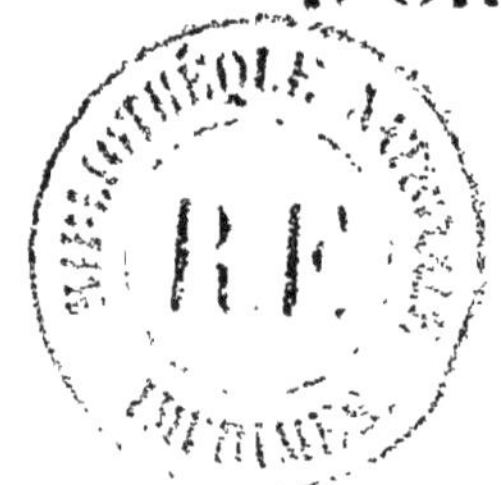

LYON

A. REY IMPRIMEUR-ÉDITEUR DE L'UNIVERSITÉ
4, RUE GENTIL, 4
—
1901

AVANT-PROPOS

Notre but est de montrer, en nous basant sur les données anatomo-pathologiques et sur les recherches bactériologiques, que certaines chorées sont d'origine infectieuse.

M. le professeur Pierret, après nous avoir confié le sujet de cette thèse, a bien voulu nous guider par ses conseils éclairés et nous encourager à mener à bonne fin notre travail.

Les lésions infectieuses: myélite, ont été déjà vues par M. Pierret en 1874. Neuf ans plus tard, M. Foucherand, en rassemblant dans sa thèse plusieurs observations de chorées mortelles, a déjà pu démontrer l'existence des lésions inflammatoires du système nerveux.

Nous nous sommes proposé de chercher des cas d'autopsie avec l'examen microscopique et bactériologique publiés en France ainsi qu'à l'étranger ; de les grouper en deux chapitres : 1° recherches bactériologiques ; 2° lésions macro et microscopiques chez les choréiques, ainsi que les lésions trouvées dans les cas de chorée canine.

Puis, d'après ces publications réunies, de tirer des conclusions sur la nature des lésions, sur leur localisation et sur le rôle du ou des microbes dans la genèse de la chorée.

Nous adressons ici nos remerciements les plus vifs à M. le professeur Pierret pour l'honneur qu'il nous a fait en nous confiant le sujet de cette thèse et pour les bienveillants conseils qu'il a bien voulu nous donner au cours de ce travail.

Que nos maîtres de la Faculté de Montpellier veuillent bien recevoir l'expression de notre profonde reconnaissance pour avoir guidé nos premiers pas toujours difficiles dans notre étude médicale.

Nous adressons nos vifs remerciements à nos maîtres de la Faculté de Lyon, où nous avons complété surtout notre enseignement clinique.

Nous prions M. le professeur Teissier d'agréer nos sincères remerciements de l'honneur qu'il nous a fait en acceptant la présidence de notre jury.

CONTRIBUTION A L'ÉTUDE

DES CHORÉES

D'ORIGINE INFECTIEUSE

CHAPITRE PREMIER

HISTORIQUE

La chorée a comme synonyme la danse de Saint-Guy. Cette dénomination est due à ce que les individus affectés de cette dansomanie se rendaient en pèlerinage à la chapelle de Saint-Guy en Souabe, saint Guy ayant, disait-on, le pouvoir de les guérir.

Sée[1], dans son article *la chorée*, fait une magnifique description de la danse de Saint-Guy qui, « pendant plus de deux siècles, dit-il, devint l'effroi et la terreur des populations. Réunis dans un délire commun, emportés par leur sens, les malades dansaient des heures entières, se démenant comme des Bacchantes, hurlant le nom de saint Jean ou des esprits qu'ils croyaient voir dans leurs apparitions fantastiques

[1] Sée, de la chorée. Rapports du rhumatisme et des maladies du cœur avec les affections nerveuses et convulsives *(Mémoires de l'Académie nationale de médecine. 1850.)*

et disaient, au sortir de leurs hallucinations extatiques, qu'ils s'étaient vus plongés dans des ruisseaux de sang ou qu'ils avaient vu le ciel ouvert devant eux, la Vierge et le Sauveur sur son trône. A un degré plus avancé de la maladie, les accès commençaient par des convulsions épileptiques; les malades tombaient à terre haletants, sans connaissance et l'écume à la bouche; puis ils se levaient en sursaut et se livraient à la danse avec de hideuses contorsions, jusqu'à entier épuisement des forces, se plaignant ensuite d'une grande angoisse, gémissant comme s'ils sentaient l'approche de la mort et demandant à grands cris qu'on leur comprimât le ventre avec des linges. »

Les auteurs ont discuté beaucoup sur la nature de ces dansomanies, et maintenant il est admis le plus généralement que, s'il y avait quelques véritables choréiques, la plupart de ces malades atteints de la danse de Saint-Guy étaient des hystériques, des maniaques et des épileptiques.

Ces épidémies de la chorée hystérique ne sont pas exclusivement l'apanage du moyen âge; elles paraissent plutôt liées à l'ignorance et à la superstition. Ainsi, dans ces derniers temps, le Dr Lasnet donne une description d'une pareille affection nerveuse épidémique, sorte de chorée hystérique dans le pays Sakalave à Madagascar et dans les environs de Tananarive [1].

Au moyen âge, dit Sée, la science ne vécut que d'emprunt ou d'erreurs populaires, et l'histoire ne nous

[1] *Annales d'hygiène et de médecine coloniales*, Résumé dans la *Semaine médicale*, 1900, n° 1.

transmet plus que des légendes miraculeuses, des fables créées par le fanatisme.

La période scientifique de la chorée ne commence qu'au XVIIe siècle, quand, en Angleterre, Sydenham traça une esquisse fidèle de cette maladie, qui depuis porte son nom : chorée de Sydenham.

C'est Bouteille[1] qui a substitué le nom de chorée à celui de danse de Saint-Guy et qui, le premier en France a fait une description scientifique de cette maladie. Il distingue les chorées protopathiques ou essentielles, les chorées deutéropathiques ou secondaires, et les pseudo-chorées ou chorées fausses. La chorée essentielle, c'est la chorée de Sydenham. La chorée secondaire succède à une maladie et elle en est l'effet. Les chorées fausses sont les maladies qui simulent la chorée. En parcourant son tableau synoptique des espèces de la chorée deutéropathique, on y voit noter les maladies dont la chorée est l'effet, depuis la peur et la colère, jusqu'au rhumatisme, rougeole, érysipèle et même les vers intestinaux, apoplexie, plaie, etc.

Parmi les nombreuses observations citées dans son travail, on trouve déjà quatre observations de chorée rhumatique, mais la théorie rhumatismale n'était pas encore née. Pour la première fois, nous la trouvons exposée d'une manière claire et ferme par M. Sée. Pour lui, « dans la majorité des cas, la chorée constitue une affection secondaire, un symptôme d'une maladie locale ou générale ; ce n'est que dans des circonstances plus rares (1 fois sur 4) qu'on peut la considérer comme

---

[1] Bouteille, *Traité de la chorée ou danse de Saint-Guy*, 1810.

une névrose essentielle. Parmi les maladies qui la produisent le plus fréquemment, se trouve en premier lieu la diathèse rhumatismale, qui se rencontre deux fois sur quatre. Les autres se répartissent entre l'état anémique, les névroses, la diathèse tuberculeuse et enfin les altérations locales des centres nerveux. »

Roger[1] est encore plus affirmatif : « il y a non seulement liaison entre ces deux maladies (rhumatisme et chorée), parenté, filiation réciproque, mais encore il y a presque *identité* de nature. L'enfant rhumatisant est toujours menacé de près ou de loin par la danse de Saint-Guy, de même que l'enfant choréique est toujours sous le coup d'une atteinte rhumatismale plus ou moins prochaine et, de plus, l'une et l'autre de ces affections ont pareillement tendance à se compliquer de phlegmasies cardiaques ou pulmonaires. Trousseau[2] fait une large part dans l'étiologie de la danse de Saint-Guy (il préfère cette dénomination), aux prédispositions héréditaires, nerveuses et diathésiques. Il attribue à la chlorose un rôle capital dans l'étiologie de cette singulière névrose. « mais, dit-il, de toutes les causes prédisposantes, celle dont l'action est la plus marquée et la plus incontestable, c'est assurément le vice rhumatismal ». Après avoir cité la conclusion de M. G. Sée, que presque toujours un individu affecté de danse de Saint-Guy avait eu au moins des douleurs de rhumatisme, il fait cette remarque : « Toutefois, M. G. Sée n'a

[1] Roger, Recherches cliniques sur la chorée, sur le rhumatisme et sur les maladies du cœur chez les enfants (*Archives générales de médecine*, 1866).

[2] Trousseau, *Cliniques de l'Hôtel-Dieu de Paris.*

pu se défendre d'une certaine exagération en confondant sous un même titre les affections rhumatismales, les simples courbatures et les douleurs musculaires qui accompagnent si fréquemment le début de la chorée. »

Trousseau, en se basant sur la grande loi posée par Bouillaud, la loi de coïncidence des affections cardiaques et du rhumatisme, arrive à cette conclusion : « Si chez un grand nombre de sujets atteints de danse de Saint-Guy, vous ne trouvez pas du rhumatisme articulaire, vous retrouverez les signes d'une endocardite ancienne, manifestation du rhumatisme.

« Les lésions organiques rhumatismales du cœur, trouvées à l'autopsie des choréiques, sont la preuve matérielle des rapports qui existent entre le rhumatisme et la danse de Saint-Guy. »

Dans le dictionnaire de Jaccoud[1] nous trouvons un article, « la chorée », de M. Jules Simon. Le chapitre d'anatomie pathologique se termine par un résumé dans lequel nous voyons indiquées trois sortes de chorées : 1° un certain nombre de chorées indépendantes de toute modification appréciable du système nerveux, de toute altération générale de l'économie ; 2° les chorées dont le point de départ se rattache plus ou moins directement à la diathèse rhumatismale (34 cas sur 82) ; 3° enfin les chorées rares où la tuberculisation a paru jouer le plus grand rôle. Par conséquent, pour M. Jules Simon, presque la moitié des chorées sont de nature rhumatismale. Quant à la troisième classe des chorées,

[1] *Nouveau Dictionnaire de médecine et de chirurgie pratiques*, 1867.

dues à une tuberculose, Trousseau n'ose pas dire que la diathèse tuberculeuse ou strumeuse joue un rôle important dans la production de la chorée. Dans un article plus récent, M. Jules Simon [1] se montre défenseur encore plus absolu de la théorie rhumatismale de la chorée. Il dit : « La chorée est presque toujours de nature rhumatismale. Je dis presque, parce que je ne nie pas absolument les chorées d'origine nerveuse, mais je les crois fort rares. » Et plus loin : « bien réellement la chorée n'est qu'une des nombreuses manifestations du rhumatisme ».

Il admet, comme preuve de cette origine rhumatismale, que la chorée affecte la même distribution géographique que le rhumatisme, qu'elle est plus fréquente dans les pays froids, qu'elle se montre de préférence dans les saisons humides, que les affections cardiaques sont assez fréquentes dans la chorée (80 pour 100). M. Jules Simon va jusqu'à affirmer que « si on ne trouve pas toujours le rhumatisme dans les antécédents du choréique c'est qu'on ne le cherche pas avec assez de soin. Souvent, en effet, les manifestations premières de la diathèse rhumatismale ne sont que de simples synovites ou des attaques de rhumatisme musculaire ou cutané sans gravité. »

Il nous paraît intéressant de citer un fait relevé dans la thèse de M. Meyer [2], c'est que lorsque le rhumatisme

---

[1] Jules Simon, Nature et traitement de la chorée *(Bulletin médical,* 1891, p. 577).

[2] H. Meyer, Beiträge, etc., *Contribution à l'étude de la question de l'origine rhumatismale infectieuse de a chorée*

articulaire se montre sous forme épidémique, la chorée s'observe aussi avec une grande fréquence.

Le même auteur mentionne que les microorganismes constatés dans un cas de chorée mortelle ont été déjà trouvés dans les produits pathologiques provenant du rhumatisme articulaire aigu, mais sans cependant affirmer que ces germes soient les agents producteurs des deux maladies.

M. Cadet de Gassicourt [1] considère la chorée, au moins dans un grand nombre de cas, comme une affection de nature rhumatismale. Selon lui, la chorée rhumatismale est infiniment plus commune à elle seule que toutes les autres chorées réunies. Ces autres chorées sont celles qui se rattachent à la grande névrose hystérie, ou encore celles qui ne peuvent être clairement rattachées ni au rhumatisme, ni à l'hystérie, et dont la cause reste souvent douteuse. Pour M. Cadet de Gassicourt, le rhumatisme articulaire, la chorée, la péricardite, l'endocardite ne sont que les manifestations morbides d'une même diathèse rhumatismale. Ces manifestations morbides peuvent se mêler et s'enchevêtrer intimement, où la chorée peut se substituer complètement aux manifestations des jointures; dans ce dernier cas, le rhumatisme existe tout entier, excepté le rhumatisme articulaire lui-même. Dans certaines observations, on voit la chorée et le rhumatisme se remplacer l'un l'autre à plusieurs mois ou à plusieurs

(thèse de Bâle, 1894) ; analyse dans la *Revue médicale de la Suisse Romande*, 1895, p. 306.

[1] Cadet de Gassicourt, *Traité clinique des maladies de l'enfance*, 1882.

— 14 —

années de distance. A l'appui de sa conviction, M. Cadet
de Gassicourt donne une description très complète des
résultats des examens macro et microscopiques des
centres nerveux faits à l'autopsie d'un choréique.

Voici ses conclusions : « Ces lésions nous paraissent
devoir être rapportées à la violence du raptus sanguin
vers l'encéphale ; elles sont tout à fait comparables à
celles qui ont été décrites par Ollivier et Ranvier dans
le rhumatisme cérébral. » Dix ans plus tard, dans une
séance[1] de la Société médicale des hôpitaux, M. Cadet
de Gassicourt disait ceci : « On exagérait, autrefois,
en prétendant que presque toutes les chorées étaient
rhumatismales, mais ce serait une exagération en sens
inverse que de nier l'action du rhumatisme dans un
certain nombre de cas. »

Dans la même séance, M. Potain se montre partisan
de la théorie rhumatismale de la chorée. Après avoir
cité un cas de sa clientèle où existaient la chorée, le
rhumatisme et l'endocardite, il dit : « En présence de
faits de ce genre, il me semble bien difficile de penser
que la chorée n'est pas, dans un bon nombre de cas, je
ne dis pas dans tous, une manifestation du rhumatisme. »

M. Sevestre est du même avis.

Toutes ces discussions ont eu lieu à propos d'une
communication sur l'étiologie et la nature de la chorée
de Sydenham, faite par M. Comby, qui n'est plus un
partisan de la théorie rhumatismale, mais au contraire

---

[1] Séance du 29 mai 1891. Compte rendu dans le *Bulletin
médical*. 1891. p. 530.

un adversaire. « Cette théorie, dit-il, a été énergique-
ment battue en brèche par quelques médecins, au premier rang desquels je dois citer M. Joffroy. » M. Comby,
partageant en cela les idées de M. Joffroy, soutient la
théorie considérant la chorée comme une névrose cérébro-spinale d'évolution.

M. Lannois [1] est du même avis.

Avec ces auteurs, nous sommes en plein dans la théorie nerveuse; mais avant de nous appesantir plus lon-
guement sur leurs opinions, nous voulons exposer la
théorie nerveuse de la chorée, telle qu'elle était ensei-
gnée par M. Charcot [2] dans ses leçons du mardi. « A
mon avis, dit-il, il n'y a pas de chorée méritant d'être
appelée rhumatismale dans l'acception rigoureuse du
mot; en d'autres termes, je ne crois pas que la chorée
puisse jamais être considérée comme un « équivalent »
dans les centres nerveux de l'affection articulaire ou des
affections viscérales de la « fièvre rhumatismale ».

La chorée et le rhumatisme articulaire coexistent
souvent, soit chez un même sujet, soit dans la famille,
cela n'est nullement douteux ; mais la coïncidence fréquente, l'alternance même de deux affections ne suffit
nullement à montrer qu'elles sont identiques et de
même nature.

Or, la coïncidence dont il s'agit, bien que réellement
très vulgaire dans les cas de chorée, ne lui appartient
certes pas en propre. On pourrait la signaler, bien que
moins accentuée sans doute, mais très commune encore,

---

[1] Lannois. *Nosographie des chorées* (thèse d'agrégation. 1886).
[2] *Leçons du mardi à la Salpêtrière.* 1887-88 et 1888-89.

dans toutes les autres névroses à peu près sans exception, ainsi dans l'hystérie, dans le mal comitial, dans la paralysie agitante, dans la maladie de Basedow, etc.

La diathèse arthritique, dont le rhumatisme articulaire est un des représentants les plus vulgaires, et la diathèse nerveuse s'associent volontiers l'une avec l'autre pour créer en clinique les combinaisons les plus variées, sans qu'on puisse dire qu'il y ait jamais entre elles cependant une véritable promiscuité. La coexistence très fréquente, mais nullement nécessaire, tant s'en faut, de la chorée et du rhumatisme, est un exemple très frappant de cette association de deux diathèses. Sans doute, le rhumatisme articulaire aigu figure souvent dans l'arbre généalogique des choréiques, comme il figure dans leurs antécédents héréditaires; mais les maladies nerveuses n'y font pas défaut non plus, et bien des fois même elles y règnent d'une façon prédominante[1]. Comme nous le voyons, pour Charcot la chorée est une névrose.

M. Joffroy[2] va plus loin. Il considère la chorée comme une maladie d'évolution atteignant l'axe cérébro-spinal et liée à la croissance. Il appelle la chorée, comme nous l'avons déjà mentionné, une névrose cérébro-spinale d'évolution. Dans les déterminations articulaires de la chorée, M. Joffroy voit des arthropathies nerveuses, même des arthropathies spinales. Les lésions cardiaques et viscérales profondes sont considérées par lui comme

---

[1] *Policlinique* du mardi 27 novembre 1888; *Leçons du mardi à la Salpêtrière.*

[2] De la nature et du traitement de la chorée. Leçon faite le 28 février 1885 *(Progrès médical,* 1885, p. 438).

des troubles trophiques d'origine cérébro-spinale. Même dans un cas de chorée[1], il tend à expliquer une péricardite par une activité exagérée du cœur : le malade a eu le pouls très rapide, plus de 100 pulsations par minute ; c'est cette activité exagérée du cœur qui, d'après M. Joffroy, a déterminé les phénomènes fluxionnaires et l'état d'inflammation du péricarde.

Les troubles psychiques, « la folie choréique »[2], ne sont pour lui qu'une manifestation (à l'occasion de la chorée) de la dégénérescence de l'appareil psychique, et les choréiques eux-mêmes lui paraissent être des dégénérés, chez lesquels la malformation de l'appareil moteur est latente jusqu'au jour où une cause variable viendra la mettre en activité. Cette cause variable sera ou le rhumatisme, ou une pneumonie, une grippe, une fièvre typhoïde, etc., quelquefois la chlorose, le surmenage.

M. Leroux[3] est aussi d'avis que les choréiques sont des dégénérés. Après avoir passé en revue la théorie rhumatismale et la théorie infectieuse, il est arrivé à cette conclusion : « La chorée est une névrose (maladie sans lésion propre jusqu'alors, un syndrome pour quelques-uns) qui se développe sous l'influence d'un agent infectieux ou toxique, sur un terrain préparé par l'hérédité nerveuse ou arthritique et par l'évolution du système nerveux. »

[1] Joffroy, Sur quelques symptômes de la chorée (*Journ. de méd. et de chirurgie pratiques*, 1891).

[2] Joffroy, De la folie choréique. Définition et nature de la chorée (*la Semaine médicale*, 1892).

[3] Pathogénie de la chorée de Sydenham (*la Presse médicale*, 1896. n° 24).

L'agent provocateur peut être une infection ou une intoxication quelconque, soit une infection venue du dehors (fièvres éruptives, grippe. etc.), soit une auto-infection (infections gastro-intestinales), soit une infection de nature mal déterminée (rhumatisme), soit une auto-intoxication (troubles nutritifs divers, croissance, choc nerveux). soit un toxique (empoisonnement par l'iodoforme).

A la théorie nerveuse se rattache la théorie réflexe. D'après cette dernière théorie, ce sont les excitations qui déterminent la chorée. Ces excitations peuvent être dues à la présence des parasites (vers intestinaux) ou à l'évolution des dents. Le défenseur de cette théorie sinon son créateur, M. le professeur Baumel insiste sur ce fait, que ce n'est pas seulement l'irruption de la dent, mais bien son évolution qui est en cause.

Un de ses élèves, M. Brochet. essaye dans sa thèse [1] de préciser les voies réflexes ; il admet que « l'excitation produite par l'évolution d'une dent, en une branche quelconque du trijumeau, se transmet par toutes les anastomoses de ce nerf soit au centre convulsif bulbo-protubérantiel de Nothnagel, soit par sympathie à tous les filets moteurs des nerfs de l'économie, soit par acte réflexe ».

En attribuant à l'évolution dentaire un rôle important de cause occasionnelle de la chorée, les élèves de M. Baumel [2], suivant ses idées, font jouer un rôle non

---

[1] Brochet. *Chorée infantile* (thèse de Montpellier, 1892).

[2] Brochet. déjà cité. Michaïloff. *de la Chorée infantile* (thèse de Montpellier, 1899).

moins important à l'anémie, qu'ils considèrent comme
une cause prédisposante de la chorée.

Mais il y a une théorie, théorie dyscrasique, qui fait
jouer à l'anémie le rôle principal dans la production
de la chorée.

Bouchut [1] croit que c'est à l'état général de la chloro-
anémie que la chorée doit être rapportée le plus souvent. L'apparition de la chorée dans le cours des maladies infectieuses s'explique pour lui par ce fait, que
ces maladies aiguës amènent pendant la convalescence
un état chlorotique qui favorise l'apparition des mouvements choréiques.

M. Brouardel [2] considère que la chorée et le rhumatisme ont dans leur pathogénie des liens étroits ; tous
deux surviennent quand les désordres graves dans les
sécrétions ou l'activité nutritive exagérée pendant la
croissance, ou pendant la convalescence d'une maladie, modifient profondément la nutrition générale.

Nous devons encore mentionner la théorie anglaise,
théorie de l'embolie ou théorie anatomique comme
l'appelle M. Triboulet.

M. le Dr Kirkes proposa l'hypothèse de l'embolie
pour expliquer la production des mouvements choréiques par l'irritation des centres nerveux que détermi-
neraient de fines molécules de fibrine. M. le Dr Hugh-
lings-Jackson localise cette production de l'embolie
dans les petits vaisseaux du corps strié. Cette embolie
n'amène pas, d'après lui, la destruction des tissus,

---

[1] Bouchut, *Traité pratique des maladies des nouveau-nés,
des enfants à la mamelle et de la seconde enfance*, 1867.

[2] Cité dans la thèse de M. Triboulet.

mais seulement leur nutrition devient imparfaite par suite de l'apport insuffisant du sang.

Russel est du même avis.

Broadbent invoque comme cause fréquente de la chorée, l'embolie capillaire des corps striés et du thalamus optique. Tukwell rattache les végétations de l'endocardite, chez les choréiques, à la production de l'embolie cérébrale. Ces végétations endocarditiques, lancées dans le torrent circulatoire peuvent ne s'arrêter que dans des petits vaisseaux cérébraux. Quelques cas de l'embolie trouvée à l'autopsie des choréiques viennent à l'appui de cette théorie.

Des expériences ont été faites par Rosenthal et Angel Money chez les animaux.

Rosenthal fait, chez un chien choréique, une injection des petites graines de fleurs par la carotide interne gauche. Les convulsions choréiques deviennent plus violentes. A l'autopsie, on trouve une embolie de l'artère sylvienne gauche.

Angel Money a réussi à produire les embolies capillaires chez les animaux en leur injectant diverses substances, et voici ses conclusions : « L'embolie capillaire du cerveau produit certains mouvements forcés, qui ne présentent qu'une analogie éloignée avec la chorée; celle de la moelle épinière, en revanche, détermine l'apparition de mouvements choréiques très nets, non accompagnés de paralysie ou de spasme; il y a en même temps l'exagération des réflexes tendineux. »

Cette théorie anglaise compte quelques partisans en Allemagne, mais en France cette théorie n'est pas en faveur.

Après avoir passé en revue la théorie rhumatismale, la théorie nerveuse et rattachant à cette dernière la théorie réflexe, après avoir mentionné la théorie dyscrasique et la théorie de l'embolie, nous arrivons à la théorie infectieuse de la chorée. Cette théorie, malgré qu'elle soit toute récente, compte déjà à son actif de nombreux travaux, tels que ceux de MM. Pierret, Marfan, Merlier, Bechterev, Haushalter, Rousseau, Laufenauer, Triboulet, Legay, Duchâteau, Essayan, etc.

Beaucoup d'observations avec examen anatomopathologique et quelquefois bactériologique, ainsi que quelques faits expérimentaux ont été publiés à l'appui de cette théorie.

L'exposé de cette théorie fera l'objet du chapitre suivant.

CHAPITRE II

THÉORIE INFECTIEUSE

La théorie infectieuse se présente à nous comme le résultat d'une évolution ultérieure de toutes les théories précédentes.

La théorie rhumatismale, la première en date, n'a qu'à faire un pas pour reconnaître la nature infectieuse de la chorée. L'identité de nature du rhumatisme articulaire aigu et de la chorée est proclamée par cette théorie. Or, comme le rhumatisme articulaire aigu est rangé maintenant dans le cadre des maladies infectieuses, il est logique pour les partisans de cette théorie d'admettre que la chorée est aussi une maladie infectieuse. Et, de fait, nous avons rencontré cette conclusion dans l'article de M. H. Meyer : « Contribution à l'étude de la question de l'origine rhumatismale infectieuse de la chorée ».

Un autre auteur, Straton[1], admet que les microorganismes, après avoir pénétré dans le courant sanguin, se fixent sur les valvules, produisent des végétations origines d'embolies capillaires qui, lorsqu'elles sont ap-

[1] Straton, cité dans la thèse de M. Favier, *le Cœur dans la chorée*, Lille, 1897.

portées dans les centres nerveux, provoquent les troubles dans la coordination des mouvements, et qui, lorsqu'elles se fixent dans les articulations, donnent lieu à un pseudo-rhumatisme infectieux.

On a noté plusieurs fois à l'autopsie les oblitérations des artérioles et des capillaires des centres nerveux, soit par l'embolie, soit par l'endartérite, soit par les leucocytes et même par les microorganismes.

Ainsi, nous voyons que la théorie anatomique, théorie de l'embolie, peut aussi trouver sa place dans la théorie infectieuse.

Quant à la théorie nerveuse, nous pouvons rappeler ici l'opinion suivante : on qualifie de névrose une maladie, quand on ne sait pas le substratum anatomique exact de cette maladie. Une fois les lésions passagères ou durables trouvées, on raye la maladie du cadre des névroses et on lui assigne sa place, suivant les lésions trouvées.

Aucune de ces théories (nerveuse, anatomique, rhumatismale) n'était suffisante pour expliquer tous les cas de la chorée et tous les symptômes qu'on rencontre au cours de cette affection. Les critiques que soulevait chacune de ces théories sont nombreuses. M. Triboulet les résume dans les conclusions de sa thèse[1] :

a) *La théorie anatomique* invoque non pas *une* lésion spécifique encore à trouver, *mais des lésions dont la variété même annule la valeur.*

b) *La théorie réflexe* n'explique pas les paralysies, et s'appuie sur le *fait supposé mais non démontré* d'altération des fibres périphériques centripètes.

[1] H. Triboulet, *du Rôle possible de l'infection en chorée* (thèse de Paris. 1893).

c) *La théorie dyscrasique* donne le rôle prépondérant à l'hypoglobulie, qui est *effet* et non pas *cause*.

d) *La théorie de la névrose laisse inexpliquées les manifestations infectieuses* (fièvre, endocardite).

e) *La théorie rhumatismale*, suffisante quand le rhumatisme précède la chorée, *n'explique guère* les cas où le désordre articulaire survient après la chorée, *n'explique plus du tout* les nombreuses chorées dépourvues de toute attache rhumatismale.

Nous n'avons guère à ajouter à ces conclusions ; nous voulons seulement développer ce court résumé. Dans le même travail, au chapitre « Discussion des doctrines », nous trouvons encore quelques considérations contre la théorie de l'embolie. Elle ne peut se contrôler toujours anatomiquement. Cette théorie ne s'applique qu'aux cas de beaucoup les moins nombreux, de la chorée où il y a une altération cardiaque. Elle ne peut expliquer la généralisation des désordres observés, et ne peut rendre compte de leur évolution avec *restitutio ad integrum*. M. le professeur Pierret pense au contraire que les ischémies de petit développement sont curables, les gros ramollissements le sont bien. En outre, les suppléances sont extrêmement faciles.

Les autres auteurs [1] font encore ces objections à la théorie de l'embolie :

a) Lenteur de la période du début ;

b) Absence d'ictus ;

---

[1] Essayan, *Chorée et infections* (thèse de Montpellier, 1897); West, *Leçons sur les maladies des enfants*, 1875, traduites par M. Archambault.

c) Rareté des cas où la chorée est exclusivement uni-latérale.

Contre la théorie de la névrose est encore le fait d'une marche cyclique de la chorée. Il y a une période de début, une période d'état et une période de déclin.

Le choréique, une fois débarrassé de sa parésie et de ses mouvements, est guéri : rien ne rappelle sa chorée (M. Triboulet) ; cependant, d'après M. Pierret, après la guérison de la chorée il persiste presque toujours des tics : au surplus, des cicatrices cérébrales ou spinales peuvent toujours donner des symptômes.

Il n'en est plus de même chez l'hystérique, chez qui, en dehors d'une manifestation terminée, se retrouve toujours l'hystérie qui est le type de la névrose.

En faisant ressortir l'insuffisance de ces théories, M. Triboulet dit dans son résumé : « La chorée de Sydenham ne tire sa *spécificité* exclusivement ni des lésions, ni d'une localisation spéciale (théorie anatomique, théorie réflexe), ni de l'état d'anémie du sujet (théorie dyscrasique), ni de l'hérédité nerveuse, ni des conditions d'âge (théorie de la névrose), ni d'un vice morbide univoque (théorie rhumatismale), ni enfin d'un élément microbien spécifique. *Son allure ne lui vient d'aucun microbe spécifique.* Elle peut dépendre d'agents infectieux divers. Ce qu'il importe d'affirmer, c'est que l'infection n'aura cette détermination nerveuse que chez les prédisposés, ce dernier terme restant indispensable, parce que, en style commun mais explicite, « n'est pas choréique qui veut ».

La question de prédisposition est partagée par beaucoup d'auteurs. Pour M. Leroux [1], « la chorée est une névrose (maladie sans lésion propre jusqu'alors), un syndrome pour quelques-uns, qui se développe sous l'influence d'un agent infectieux ou toxique sur un terrain préparé par l'hérédité nerveuse ou arthritique et par l'évolution du système nerveux ».

MM. Marfan [2] et Raymond [3] sont du même avis.

M. le professeur Pierret [4], en admettant que la goutte et le rhumatisme sont des auto-intoxications, donne cette explication de la prédisposition des arthritiques aux maladies nerveuses : « Le système nerveux des arthritiques a une prédisposition aux névroses, et le système nerveux n'est pas pas indifférent à la constitution des humeurs. Même le microbe n'agit que parce qu'il trouve un terrain spécial. Chez ces malades, toute une série d'imprégnations toxiques successives mettent les éléments nerveux en déséquilibre favorable à l'action de microbe ou de toxique. »

M. Essayan [5] précise cette prédisposition. Il dit : « La localisation sur le système nerveux des agents infectieux divers ou de leurs toxines est favorisée par

---

[1] Leroux, Pathogénie de la chorée de Sydenham (*Presse médicale*, 1896, n° 24).

[2] Marfan, Étiologie et pathogénie de la chorée commune, ses rapports avec les maladies du cœur, son traitement (*Revue neurologique*, 1897, n° 9, p. 262).

[3] Raymond, Policlinique du mardi. Sur trois cas de chorée (*Bulletin médical*, 1897, n° 74),

[4] Pierret, Discussion sur une communication de M. Cusin sur un cas de fièvre hystérique à la Société des sciences médicales de Lyon (*Province médicale*, 1899, p. 571).

[5] Essayan, *Chorée et infections* (thèse de Montpellier, 1897).

la *prédisposition nerveuse héréditaire ou personnelle*, par l'anémie, le mauvais état général, par l'âge, le sexe, et par toutes les causes qui mettent le système nerveux en état de moindre résistance.

L'hérédité nerveuse est notée dans les deux tiers des cas cités dans la thèse de Legay [1]. Koch [2] en a trouvé 20 pour 100.

M. Déjerine [3], qui a spécialement étudié la question d'hérédité dans les maladies nerveuses, trouve chez les ascendants des choréiques plus souvent les autres névroses (hystérie, épilepsie), l'aliénation mentale, que la chorée elle-même.

« La chorée de Sydenham, dit M. Triboulet, par ses symptômes fonctionnels, se fait reconnaître comme une maladie de *toute la substance nerveuse* (motilité, sensibilité, troubles psychiques). L'intoxication cellulaire des cornes antérieures produit *la secousse choréique*, l'intoxication cellulaire des cornes postérieures détermine *les troubles de la sensibilité*, les désordres psychiques proviennent de l'altération des cellules corticales cérébrales. »

Les troubles psychiques peuvent aller depuis la simple tristesse, l'affaiblissement de la mémoire, etc., jusqu'à un véritable délire que Mœbius regarde comme semblable à tous les autres délires toxiques.

[1] Legay, *Contribution à l'étiologie de la chorée* (thèse de Paris, 1897).

[2] Koch, Zur Lehre von Chorea minor *(Deutsch. Arch. f. klin. Med.*, 1887; *Revue des sciences médicales*, 1888).

[3] Déjerine, *de l'Hérédité dans les maladies du système nerveux* (thèse d'agrégation, 1886).

Rousseau [1], dans sa thèse, arrive à des conclusions analogues : « Le délire des choréiques est identique aux délires toxiques, au délire alcoolique par exemple. Or, on sait que délires toxiques et délires infectieux revêtent des formes analogues. Le délire choréique a donc les caractères des délires infectieux. »

Les délires aigus sont, d'après M. le professeur Pierret [2], presque toujours de nature infectieuse.

La fièvre, l'endocardite, les arthropathies, le rhumatisme cérébral sont les manifestations infectieuses et elles font partie, bien qu'accessoirement, du type normal et clinique de la chorée ; elles peuvent survenir sans qu'on doive nécessairement y voir le résultat d'une infection secondaire à l'affection primitive. « Or, dit M. Triboulet, un trouble nerveux fonctionnel et dynamique ne peut, par lui-même, expliquer des manifestations infectieuses ; *il faut donc penser que ces complications sont sous la dépendance d'une infection antérieure :* le passé morbide voisin d'un choréique, permet, en effet, dans un grand nombre de cas (4/5), de trouver au seuil de la chorée des traces d'infection. »

Nous avons vu que M. Triboulet n'admet pas la théorie microbienne spécifique, « parce que, dit-il, elle n'est pas prouvée bactériologiquement et parce qu'elle contredit le fait de la variabilité étiologique qui domine en chorée ».

[1] Rousseau, *de la Nature des psychoses choréiques* (thèse de Bordeaux, 1896).

[2] M. Pierret, la Rage au point de vue psychologique (*Province médicale*, 1891, n° 75).

Les autres auteurs ont, au contraire, recherché le microbe spécifique de la chorée. Les uns, comme MM. Leredde et Mircoli, ont trouvé le microbe banal de l'infection : staphylocoque. Les autres, comme MM. Pianèse, Wassermann et Apert, ont trouvé le bacille qu'ils croyaient spécifique de la chorée.

Leredde[1], dans un cas typique fébrile de la chorée avec endocardite, a fait des ensemencements avec le sang recueilli par une piqûre au doigt. Il a obtenu des cultures de staphylocoques blancs. Les ensemencements faits pendant la défervescence de la maladie n'ont donné que des résultats négatifs.

Les mêmes recherches entreprises par M. Apert[2] ont donné des résultats semblables, seulement le microbe retrouvé dans ce dernier cas fut un diplocoque à grains ovoïdes sans capsule, prenant le Gram et ressemblant complètement au microbe trouvé par M. Triboulet dans onze cas de rhumatisme articulaire aigu.

M. Triboulet[3] donne deux observations, où, à l'autopsie de ses choréiques, il a trouvé dans le sang le staphylocoque blanc et doré. Ce microbe n'a pas été retrouvé par lui dans le système nerveux des mêmes malades.

---

[1] Leredde, Note sur un cas d'endocardite choréique d'origine microbienne probable (*Revue des maladies de l'enfance*, 1891).

[2] Apert, Recherches bactériologiques dans deux cas de chorée avec endocardite (travail du laboratoire de la clinique médicale de l'Hôtel-Dieu). *Comptes rendus hebdomadaires des séances et Mémoires de la Société de biologie.* 1898. Séance du 29 janvier.

[3] Triboulet, thèse de Paris. 1893.

Guidorossi[1], Dubler[2] et Mircoli[3] ont aussi trouvé les staphylocoques. Les toxines sécrétées par les staphylocoques ont été étudiées par MM. Rodet et Courmont. Ils sont arrivés à séparer les produits précipités par l'alcool. L'inoculation de ces produits aux animaux provoque une dyspnée, une élévation de la pression artérielle et une excitabilité exagérée du système nerveux, qui se traduit par des secousses musculaires, des mouvements choréiformes et des contractures.

Les cultures filtrées du même microbe, staphylocoque doré, ont été employées en injections sous-cutanées, par M. Lannois[4], à deux jeunes choréiques, et ces malades ont été vite améliorés.

M. Pianèse[5] a isolé un bacille se développant de 20 à 28 degrés et formant dans les cultures sur la gélatine des gaz. Ce bacille est animé de mouvements lents ; il forme des spores et se colore par la fuchsine phéniquée.

Les inoculations dans la dure-mère spinale et le nerf

[1] Guidorossi et P. Guizzetti, Per la presenza di stafilococci nella corea del Sydenham. *Riforma medica*, résumé dans la *Revue neurologique*, 1899, p. 830, n° 22.

[2] H. Meyer, Contribution à l'étude de la question de l'origine rhumatismale infectieuse de la chorée, thèse de Bâle, 1894. Résumé dans la *Revue médicale de la Suisse Romande*, 1895, p. 306.

[3] Mircoli, lo Stafilococco nella genesi delle chorea reumatica (*la Clinica medica Italiana*, 1899, n° 4, résumé dans la *Revue neurologique*, 1899, n° 19).

[4] Lannois, Société des sciences médicales de Lyon, séance d'octobre 1892. *Lyon médical*, 1892.

[5] Pianèse, Pathogénie de la chorée (*Riforma medica*, 1891 et *Deutsch. medic. Zeit*, 1892, n° 8, résumé dans la *Revue des maladies de l'enfance*, 1892, p. 146).

sciatique chez 6 chiens et 13 lapins ont donné des résultats positifs, également chez 2 lapins sur 3 inoculés dans la chambre antérieure de l'œil. Les phénomènes, 24 heures après l'inoculation, sont des tremblements tantôt généralisés, tantôt limités à certains groupes musculaires, l'irritabilité des animaux, l'hyperesthésie de la colonne vertébrale; plus tard, contracture dans un des membres, et la marche devient titubante, incertaine. Amaigrissement et mort en quatre ou cinq jours. Seuls, les animaux inoculés sur le nerf sciatique se rétablissent complètement. A l'autopsie des animaux, le bacille se retrouvait dans le cerveau, la moelle, les nerfs. Les cellules ganglionnaires, surtout celles des cornes antérieures, présentaient les mêmes modifications du protoplasma qu'on trouve chez les individus atteints de chorée.

Enfin, chez un choréique, on a trouvé dans les vaisseaux de la moelle, à côté des hématies, des bacilles dont quelques-uns présentaient sur les cultures les mêmes propriétés que le bacille qu'on vient de décrire.

A l'autopsie d'un cas de chorée grave, M. le professeur Wassermann[1] a pu isoler un microbe, qui, inoculé aux animaux, produit une élévation de température et détermine le gonflement de plusieurs articulations. A l'ouverture d'une articulation malade, on voyait des lésions inflammatoires, et dans le liquide épanché on

[1] Westphal, Wassermann et Malkoff, Ueber den infectiosen Character und den Zusammenhang von acuten Gelenkrheumatismus und chorea (*Berlin. klin. Wochensch*, résumé dans *Vratch*, 1899, n° 33).

trouvait des microbes; l'inoculation de ces microbes aux autres animaux produisait le rhumatisme articulaire aigu.

Les recherches bactériologiques, dans les cas de chorée grave, ont donné des résultats positifs dans les cas de Dana[1] (diplocoques), de Donkin et de Hebb[2] (micro-organismes en batonnets), de Demel[3] (diplocoque).

Étant donné la présence du microbe dans l'organisme, comment agit-il? Cette question a été étudiée par un élève de M. le professeur Teissier, M. Crespin[4]. Dans ses conclusions, il dit que « dans certains cas, ces troubles post-infectieux ne sont que la continuation des désordres observés dans le cours de la maladie; certains microbes ou certaines toxines sont restés dans l'organisme et, se réveillant soudain, vont porter à nouveau leur action sur le système nerveux; ce mécanisme est surtout vraisemblable lorsque ces névroses apparaissent à une époque peu éloignée de la maladie infectieuse; tout porte à croire que ces névroses sont produites principalement par intoxication.

Les agents d'intoxication sont soit des toxines microbiennes, soit des poisons normaux non transformés ou non éliminés.

[1] Dana, On the microbic origin of chorea (the amer Journ. of the med. Sc., p. 31, 1894). Résumé dans la *Revue des sciences médicales*, 1895.

[2] Donkin, et Hebb., *Med. Times*, 1884; thèse de Guillemet, de la Mort dans la chorée de Sydenham, Paris, 1892.

[3] Demel, Un caso di corea infectiva, *Gaz. med. di Torino*, 1898. Résumé dans la *Revue neurologique*, 1898, n° 1.

[4] Crespin, *Essai d'interprétation pathogénique de certaines névroses post-infectieuses* (thèse de Lyon, 1891).

— 33 —

« Dans cet ordre d'idées, le foie joue un rôle considérable, puisqu'il est chargé de neutraliser les poisons que l'organisme fabrique incessamment ; vient-il à suspendre sa fonction, les poisons iront porter leur action nocive sur le système nerveux, si les émonctoires ne les éliminent pas.

« Pour cette dernière raison, le rein doit être incriminé dans beaucoup de cas.

« Toutes ces raisons pathogéniques ne sont recevables qu'autant qu'elles supposent au-dessus d'elles l'hérédité, soit névropathique, soit arthritique. »

Que pouvons-nous déduire de tout cet exposé de faits et des opinions des différents auteurs en ce qui concerne la pathogénie de la chorée ?

La théorie infectieuse, voyons-nous, repose sur des bases beaucoup plus solides que les autres théories ; cela ne veut pas dire qu'il n'y a rien de vrai dans les théories précédentes. Il est incontestable que le rhumatisme se rencontre souvent dans la chorée. C'est ainsi que M. Duchateau [1], en réunissant plusieurs statistiques, en a trouvé 28 pour 100 (451 rhumatisants sur 1600 cas de la chorée).

Nous regardons cette moyenne comme très près de la vérité, puisque dans ces 1600 cas sont inclus les cas des adversaires, ainsi que ceux des partisans de la théorie rhumatismale. Ces cas ont été pris dans des milieux différents ; dans les hôpitaux, où on voit surtout les cas graves, et dans la clientèle privée, où on rencontre, au contraire, plus souvent les cas bénins.

[1] Duchateau, *Essai de pathogénie de la chorée de Sydenham* (thèse de Paris, 1893).

Cette coexistence si fréquente du rhumatisme et de la chorée nous force à les regarder comme étant l'expression d'une même infection. Quant à la question de savoir si c'est un rhumatisme vrai ou un pseudo-rhumatisme, cette question à notre avis ne peut être résolue en ce moment, étant donné que le microbe du rhumatisme articulaire aigu est encore à trouver.

Il est probable qu'il n'y a pas de microbe du rhumatisme, mais des microbes des états rhumatismaux. Il n'y a pas davantage de microbe de la chorée, qui, en fait, est un syndrome.

La clinique seule ne possède pas les moyens de faire le diagnostic différentiel entre le pseudo-rhumatisme et le rhumatisme articulaire aigu.

Presque dans tous les cas de chorée où il y avait du rhumatisme on a noté l'endocardite. Dans quelques cas rares, l'endocardite existait dans la chorée sans aucune manifestation rhumatismale. Cette endocardite non rhumatismale étant toujours infectieuse, cadre bien avec la conception de la chorée comme une maladie infectieuse. Les végétations endocarditiques peuvent produire l'oblitération des vaisseaux par embolies septiques (théorie anatomique).

Cette théorie est vraie en même temps que l'infectieuse. L'oblitération des vaisseaux par thrombus infectieux appartient à nombre de maladies infectieuses, la diphtérie entre autres[1].

L'oblitération des petits vaisseaux peut être produite,

---

[1] Sainclair, *Contribution à l'étude de la pathogénie des paralysies diphtériques* (th. de Lyon, 1879).

avons-nous dit au commencement de ce chapitre, par l'endopériartérite ou par thrombose ; l'une et l'autre ne sont que des manifestations locales de l'infection générale de l'organisme.

Mais à côté de ces cas où la chorée se comporte comme une maladie infectieuse, il y a des cas où la chorée prend des allures bizarres de névrose. C'est la chorée hystérique, ou plutôt c'est une hystérie qui simule la chorée, puisqu'elle peut tout simuler.

Le tableau clinique de la chorée hystérique diffère par certains symptômes de celui de la chorée vulgaire, mais nous ne nous arrêterons pas sur la question de diagnostic différentiel de ces deux affections, puisqu'il sort du cadre de notre travail. Nous ne décrirons pas non plus la symptomatologie de la chorée de Sydenham ; seulement nous ne pouvons nous refuser de citer cette remarque de M. Joffroy, qui, après avoir fait la description clinique de la chorée de Sydenham, dit : « Tous ces désordres, que je viens de vous indiquer, trouveraient une facile explication, si l'on pouvait supposer que la chorée est une maladie générale infectieuse. » Cette opinion est d'autant plus précieuse qu'elle est celle d'un adversaire de la théorie infectieuse de la chorée.

La nature infectieuse de la chorée étant admise, la question se pose : est-ce une maladie ou un syndrome ? Les auteurs la résolvent différemment. Les uns pensent que la chorée est une maladie bien définie, ayant un microbe spécifique. Les autres, se basant sur la multiplicité des maladies infectieuses (rhumatisme, scarlatine, oreillons, etc.) dans les antécédents d'un choréique, admettent que la chorée est un syndrome qui se développe sous l'influence d'un agent infectieux ou toxique quelconque, ou même pour d'autres causes. Ils comparent la chorée avec les paralysies survenant pendant la convalescence de certaines maladies infectieuses. Pour expliquer la rareté relative des manifestations choréiques dans ces maladies infectieuses, ces auteurs admettent que le système nerveux dans ce cas présente *locus minoris resistentiae*, créé ou par la déchéance personnelle d'un choréique ou qui est transmis par l'hérédité. L'hérédité, dans le cas de chorée de Sydenham, est quelquefois similaire, mais le plus souvent c'est une hérédité de transformation, nerveuse ou arthritique.

Ceux qui admettent la spécificité de la chorée cherchent le microbe produisant cette maladie. Les recherches dont nous avons la connaissance ne nous paraissent pas convaincantes, puisque les microbes trouvés ne sont pas toujours les mêmes et que l'inoculation des cultures de ces microbes n'ont pu produire la chorée typique chez les animaux.

Nous n'avons pas encore parlé de l'anatomie pathologique de la chorée, et c'est à dessein puisque l'étude anatomo-pathologique a une grande importance pour élucider la nature de la maladie, et nous croyons indispensable de lui consacrer le chapitre suivant.

CHAPITRE III

Nous allons maintenant aborder la question d'anatomie pathologique de la chorée. Nous ne nous dissimulons pas les difficultés que présente cette étude. Ce ne sont pas les autopsies qui manquent. Déjà en 1880 M. Raymond, dans son article du *Dictionnaire encyclopédique des sciences médicales*, en a pu rassembler 79. Depuis, on a publié encore plusieurs observations. On voit que le nombre des autopsies des choréiques est déjà assez respectable ; mais les lésions trouvées dans ces autopsies sont si disparates, qu'il est très difficile de s'y orienter, c'est-à-dire de trouver les lésions qui déterminent la production des mouvements choréiques, des lésions qui sont propres à la chorée et ne sont pas dues à une autre maladie ou à toute autre cause.

Déjà, en 1868, Ogle[1] a trouvé fréquemment une affection du cœur, la congestion du cerveau et de la moelle, et des foyers de ramollissement dans le cerveau et une fois dans la moelle.

---

[1] G. W. Ogle, Remarks on chorea Saint-Viti *(Brit. and for. med. chirur. review*, 1868. cité par Kroemer (*Arch. für Psychiatrie*, 1891.

Steiner [1] admet dans tous les cas de la chorée l'irritation spinale, qui peut être produite par l'anémie ou par l'hyperémie, par les exsudats ou par les lésions organiques et les tumeurs.

Arndt [2] affirme au contraire que dans la chorée ce n'est pas la moelle seule qui est lésée, mais qu'il y a toujours la participation du cerveau.

Dickinson [3] explique la chorée par une très vaste hyperémie des centres nerveux. Il trouva dans ses autopsies de choréiques la congestion du cerveau et de la moelle, et de petits foyers hémorragiques dans les centres nerveux. Dans les cas anciens, il a rencontré des foyers multiples de sclérose, le plus souvent dans les corps striés.

Golgi [4] (1874) trouva la pachyméningite, la leptoméningite chronique, l'atrophie des circonvolutions frontales et temporales. L'examen microscopique a fait découvrir les lésions de l'encéphalite interstitielle.

A la même époque (1874), M. Pierret a trouvé des lésions de myélite vasculaire disséminées, dans une autopsie d'une choréique atteinte d'aliénation mentale.

M. Raymond [5] a déduit de ses tableaux d'observations publiées par différents auteurs, que dans les cas de chorée simple les lésions du cerveau et du cœur sont les plus communes de toutes.

[1] Steiner,
[2] Arndt,
[3] Dickinson.
[4] Golgi, cités par Kroemer (*Arch. für Psychiatrie*, 1891).
[5] Raymond, Danse de Saint-Guy dans le *Dictionnaire encyclopédique des sciences médicales*.

Le plus souvent, la moelle et le cœur sont atteints en même temps que l'encéphale. L'hyperémie est surtout fréquente, puis vient le ramollissement, puis l'encéphalite chronique.

Hoffman, Huber, Farlane ont trouvé les lésions méningitiques et l'atrophie de l'écorce. Henock insiste sur ce fait que le siège de la chorée doit être cherché dans le cerveau, parce que la chorée est souvent liée à des troubles psychiques, et que le chloral donné dans ces cas aux malades a pour effet d'interrompre les mouvements choréiques.

Legros et Onimus n'admettent qu'une influence indirecte du cerveau. Ils localisent la chorée dans la moelle et particulièrement dans les cellules ganglionnaires des cornes postérieures.

M. Pierret[1] admet que la chorée peut exister avec des lésions de siège variable corticales, hémisphériques, médullaires. Il donne le schéma des faisceaux des fibres blanches partant de certaines régions de l'écorce pour aboutir à certaines hauteurs de la moelle. Suivant que la lésion siège plus ou moins haut sur le trajet de ces faisceaux, la chorée est plus ou moins généralisée.

Kahler et Pick sont du même avis : la chorée est due à l'irritation du faisceau pyramidal. Cette irritation peut être produite par des lésions se trouvant ou sur la voie pyramidale elle-même ou dans son voisinage. Ces lésions peuvent être variables et présenter tous les

---

[1] Pierret, Anatomie pathologique de la chorée. Communication à la Société des Sciences médicales de Lyon (*Mémoires de la Société des Sciences médicales de Lyon*, 1883).

degrés de gravité, depuis la simple hyperémie jusqu'aux lésions graves et irréparables.

En faveur de l'origine médullaire de la chorée, M. Pierret cite les expériences de M. Chauveau.

Dans une autopsie d'un chien choréique faite par M. Gowers, et dans une autre faite par M. Pierret, les lésions trouvées étaient de petits foyers disséminés de myélite dans les cordons. Les mêmes lésions ont été trouvées par M. Pierret à l'autopsie d'une femme atteinte de chorée chronique.

A la même époque (1883) un de ses élèves, M. Foucherand, a fait une thèse sur le même sujet, intitulée : *Contribution à l'étude de la physiologie pathologique de la chorée.*

« Il n'y a pas de centre choréigène, dit-il. » Nous avons vu les lésions occuper des points très variables du système nerveux : parfois il s'agissait principalement de la moelle, surtout des cordons latéraux (Gowers, Pierret, Stefanini, Eisenlohr), le plus souvent elles siègeaient dans ces régions et dans l'encéphale (Meynert, Elischer, Dickinson, de Boyer, Golgi), quelquefois sur les nerfs périphériques (Elischer, Vulpian).

« Cependant, si de l'étude que nous venons de faire il était permis de formuler une proposition générale sur le siège de la chorée, il faudrait placer ce dernier sur le trajet des faisceaux conducteurs des incitations motrices. Quant à la cause immédiate qui tient sous sa dépendance le trouble fonctionnel, elle est absolument variable, puisque tantôt c'est une inflammation, tantôt une hémorragie, une tumeur, un ramollissement, ou même une pachyméningite hémorragique. Si différentes

qu'elles soient en apparence, ces lésions ont un caractère commun, c'est de pouvoir être rattachées à un
trouble vasculaire, inflammatoire ou ischémique, et
souvent inflammatoire et ischémique tout à la fois.
Myélite et nécrose, tels sont, en somme les deux processus qui, se développant suivant certaines conditions
encore mal définies, paraissent dans quelques cas engen-
drer la chorée. Au fond, la nature de la lésion importe
peu; le fait essentiel est la production de foyers disséminés au niveau desquels les tubes nerveux sont irrités
ou compromis. »

Depuis cette époque, les observations de la chorée
suivies d'autopsie avec examen macroscopique et microscopique plus ou moins minutieux, n'infirment les
conclusions de M. Foucherand ni quant au siège de la
chorée, ni quant à la nature inflammatoire des lésions.

Les recherches bactériologiques faites en ces derniers
temps et souvent, avec des résultats positifs, apportent
de nouveaux faits en faveur de la nature infectieuse de
la chorée.

Nous allons passer en revue les observations qui
nous paraissent le plus caractéristiques à ces points de
vue. Nous les classerons en trois groupes : le premier
contiendra les autopsies des cas mortels de la chorée
vulgaire; dans le second nous mettrons les descriptions
des lésions de la chorée chronique; dans le troisième
trouveront place les cas de chorée canine.

OBSERVATION I

(De M. Pierret. Thèse de M.Foucherand. Lyon, 1883.)

Aliénation mentale. Chorée. Nombreux foyers de myélite vasculaire disséminés dans la moelle. Cerveau sain.

Une malade, entrée comme aliénée, choréique franche depuis longtemps, dans le service de M. Moreau (de Tours) à la Salpêtrière, y mourut dans le cours de l'année 1871.

L'examen de la moelle fut confié à M. Pierret, et voici ce qu'il reconnut.

Dans toute la hauteur de la moelle on rencontre, disséminés de la façon la plus irrégulière, une très grande quantité de petits foyers de myélite. Ces points d'inflammation ancienne n'ont rien de commun avec la sclérose en plaques. Le tissu néoformé est vasculaire, les vaisseaux sont épaissis, et quelques-uns se sont dilatés.

La forme des foyers est aussi très caractérisée. Ils sont angulaires, et chaque angle est pourvu d'un vaisseau; il paraît évident que les vaisseaux ont joué un grand rôle dans le processus initial.

Les dimensions des foyers sont extrêmement faibles, en sorte qu'en dessous ou au-dessus d'eux, on ne peut constater de tendance aux dégénérescences secondaires.

Ils sont disséminés dans les cordons latéraux et postérieurs, et leur nombre est tel qu'il est impossible de songer à les classer.

Le cerveau était sain.

Nous sommes en présence de petits foyers de myélite en rapport avec des vaisseaux. Seulement, il s'agit ici d'une lésion ancienne, et nous trouvons du tissu néoformé; la marche du processus a dû être très lente.

OBSERVATION II

(De Cadet de Gassicourt. *Traité clinique des maladies de l'enfance*, 1882.)

Un garçon de douze ans entrait dans mon service le 11 octobre 1880 ; sa mère était bien portante, son père était mort de variole, et il n'avait pas d'autre antécédent pathologique qu'une fièvre typhoïde datant de plusieurs mois.

La chorée, pour laquelle il entrait à l'hôpital, avait éclaté huit jours auparavant ; elle avait revêtu, presque dès son début, un caractère de violence marquée, et elle n'avait cessé de s'accroître depuis lors. Aussi pouvions-nous constater, à notre premier examen, une excessive agitation : tous les membres étaient tordus par des convulsions cloniques, et le déchaînement des contractions musculaires était porté à un si haut degré, que l'enfant roulait constamment sur lui-même et ne pouvait être maintenu dans son lit que par une surveillance de tous les instants. Le visage grimaçait horriblement ; la langue, sans cesse agitée, repoussait les aliments et les liquides, et des contractions spasmodiques de l'œsophage rendaient toute déglutition impossible. Quand même, d'ailleurs, l'enfant aurait pu avaler, il eût été à peu près impraticable de lui donner des aliments, à cause du trouble extrême des facultés psychiques. Le malade, irrité ou désespéré, ne cessait de pousser des cris perçants que pour verser des larmes abondantes. Il ne prononçait pas un mot et paraissait indifférent à tout ce qui l'entourait.

Pas de rhumatisme articulaire ; cœur absolument sain.

Le premier jour, il fut impossible de faire avaler au malade une goutte de la potion au chloral, et l'agitation augmenta. Les jours suivants, 3 grammes de chloral furent donnés par chaque vingt-quatre heures, et l'agitation persista : dans la nuit du 14 au 15, il n'y eut pas un quart d'heure de sommeil, et, pendant la journée qui suivit, le désordre des mouvements, la violence des

contractions musculaires devinrent telles, que l'enfant, se
dépouillant des bandes et de la ouate qui le protégeaient, s'écor-
chait la peau en se frottant contre les draps, tout tachés de sang.
Les membres étaient couverts d'ecchymoses. Pourtant la sœur
parvint à lui faire avaler quelque nourriture liquide, en se faisant
aider de trois infirmières, et à lui administrer pendant la nuit
suivante 2 grammes de chloral, qui procurèrent un sommeil de
trois heures ; mais, pendant ce sommeil même, l'agitation et les
cris persistèrent, quoique un peu atténués.

Le lendemain matin, 16 octobre, une légère détente parut se
produire. L'incoordination des mouvements était toujours
extrême, mais le délire était moindre ; l'articulation des mots
restait très difficile, par suite de l'agitation désordonnée de la
langue et des lèvres ; mais les réponses étaient précises. Dans la
journée, les mouvements choréiques diminuèrent un peu, et,
sous l'influence de 3 grammes de chloral, le malade eut trois
heures de sommeil tranquille pendant la nuit suivante.

Aussi le trouvé-je beaucoup mieux le 17 à la visite du matin.

Mais ce fut surtout à partir de 11 heures que l'amélioration
devint évidente et s'accrut même avec une surprenante rapidité.
Tout à coup, presque subitement, l'enfant devint calme et
retrouva le libre usage de ses membres, en même temps que la
pleine possession de son intelligence. Il souriait, répondait à
toutes les questions, prenait posément les objets qui lui étaient
offerts ; en un mot, le retour à la santé paraissait absolu. On
s'empressa de le débarrasser de la ouate et des bandes qui l'en-
veloppaient, on cessa de lui donner du chloral (1 gramme seulement avait été pris dans la matinée), on se hâta de l'alimenter
selon ses désirs. Mon interne, qui le vit dans la soirée, était
aussi charmé que surpris d'un si prompt et si heureux dénoue-
ment.

Par malheur, ce n'était là que de trompeuses apparences.
Douze heures plus tard, à 11 heures du soir, la scène changeait
aussi brusquement que le matin, mais en sens inverse ; le malade
vomissait tout à coup des matières verdâtres, et se mettait presque aussitôt à pousser des cris déchirants et à accuser des dou-

leurs vives, dont il ne savait ou ne pouvait indiquer le siège précis : l'intelligence d'ailleurs restait parfaitement nette, et les membres n'étaient agités d'aucune convulsion. Cet état se prolongea, sans modifications sensibles, jusqu'au 18, à 7 h. 1/2 du matin ; à ce moment, les traits prirent une expression d'angoisse inexprimable, les yeux s'excavèrent, la face et les extrémités devinrent bleuâtres, la respiration s'embarrassa, l'enfant perdit enfin connaissance et mourut asphyxié à 8 h. 1/2.

Un quart d'heure après la mort, la température rectale était à 43 degrés. Malheureusement, elle n'avait pas été prise la veille, quand l'enfant semblait presque guéri.

L'autopsie est venue confirmer sur tous les points le diagnostic porté pendant la vie. Nous n'avons trouvé en effet que très peu d'altérations en dehors de celles du système nerveux : le cœur était parfaitement sain et ne présentait ni endocardite, ni péricardite, ni myocardite ; la rate, les reins, le foie, les organes digestifs étaient également sains ; les poumons seuls étaient congestionnés, surtout à leur base, et n'offraient aucune autre lésion.

Il n'en était pas de même du cerveau et de la moelle. A l'œil nu, les lésions étaient, il est vrai, peu marquées, puisque nous constations seulement une congestion intense des enveloppes du cerveau et de la moelle et un piqueté manifeste de la substance cérébrale ; mais le microscope nous donnait des résultats de la plus haute valeur. L'examen histologique a été fait par mon ami Balzer.

A l'état frais, les méninges et le cerveau présentaient une congestion très marquée dans toutes leurs parties. Le piqueté vasculaire de la substance blanche était très accusé sur les coupes, qui laissaient sourdre une grande quantité de sang. Les méninges présentaient presque partout un aspect dépoli et opalescent très nettement accusé, surtout à la base de l'encéphale.

Après avoir étalé la séreuse sur une lame de verre et après coloration à l'aide du picrocarminate d'ammoniaque, nous avons observé une prolifération abondante de cellules épithéliales et de cellules conjonctives de la pie-mère, et la formation d'amas de ces cellules autour des vaisseaux. Partout ailleurs, nous avons vu des exsudations hématiques et leucocytiques se produire dans le voisinage des vaisseaux.

De plus, en arrachant par des tractions légères, faites à l'aide d'une pointe fine, les vaisseaux du centre de la substance nerveuse, nous avons pu reconnaître sur les préparations que les gaines lymphatiques de ces vaisseaux renfermaient des amas de jeunes cellules, accumulées même en certains points à leur périphérie dans une certaine étendue. De petites hémorragies s'étaient faites en beaucoup de points dans la gaine lymphatique des vaisseaux. Il nous a semblé enfin qu'il y avait aussi prolifération de noyaux dans la paroi même des vaisseaux.

Sur les coupes de la moelle faites après durcissement dans le liquide de Müller, nous avons retrouvé également ces altérations congestives, mais nous avons été surtout frappés de l'aspect particulier que présentaient les grandes cellules des cornes antérieures. Sur toutes les coupes qui ont été faites dans les diverses régions de la moelle, elles offraient un aspect brillant des plus remarquables; cette réfringence apparaît aussi nette dans toute l'étendue du protoplasma et des prolongements des cellules. Les noyaux sont granuleux et se colorent moins fortement que d'habitude.

M. Cadet de Gassicourt remarque que les lésions trouvées sont tout à fait comparables à celles qui ont été décrites par Ollivier et Ranvier dans le rhumatisme cérébral.

Nous voyons dans cette observation que les lésions ont eu un caractère franchement inflammatoire; congestion des méninges, piqueté de la substance cérébrale, prolifération de cellules conjonctives, formation d'amas de ces cellules autour des vaisseaux : exsudations hématiques et leucocytiques dans le voisinage des vaisseaux. Telles étaient les lésions trouvées dans le cerveau et la moelle. C'est une encéphalite et myélite miliaire.

Dans les deux observations d'Evan Powell et de Handford, on voit que les lésions sont semblables à celles de la seconde observation : congestion, exsudations sanguines dans les gaines vasculaires. Seulement dans cette autopsie les lésions ont été plus marquées dans la moelle que dans le cerveau.

Nous croyons intéressant de citer les communications faites par M. Turner à l'*Hunterian Society*[1] en 1890 et à la *Pathological Society* de Londres en 1892. Dans les deux cas il a présenté des coupes de substance cérébrale portant au niveau du sillon de Rolando. Ces coupes ont été faites chez des malades jeunes (de 12 à 19 ans) morts de la chorée.

On voit sur toutes ces préparations un gonflement et une opacité de certaines des cellules pyramidales dans la couche profonde de la substance corticale. M. Turner n'a pas constaté de lésions vasculaires.

Pour se convaincre que ces lésions sont caractéristiques de la chorée, M. Turner a examiné des coupes de substance cérébrale provenant de malades atteints d'affections diverses et il n'a jamais rencontré de modifications aussi profondes des cellules pyramidales.

Il est dommage que M. Turner n'ait examiné microscopiquement qu'une région aussi restreinte qu'est la zone du sillon rolandique ; peut-être aurait-il trouvé des lésions dans les autres parties du système nerveux.

Une autre communication est faite par M. Laufe-

[1] *Le Bulletin médical*, 1892. *Revue des sciences médicales*, 1891.

nauer à la Société royale des médecins de Budapest dans la séance du 19 avril 1890[1].

Il a décrit des lésions cérébrales dans cinq cas de chorée grave. La mort était survenue avec des accidents infectieux : fièvre, délire. A l'autopsie, M. Laufenauer a trouvé l'hyperémie des parties grises du cerveau, de l'écorce et des ganglions centraux, l'infiltration diffuse de l'écorce cérébrale par de nombreux leucocytes. Dans la moelle on observait une inflammation interstitielle diffuse de même nature.

Dans presque tous les cas on a trouvé une endocardite, soit aiguë, soit chronique.

M. Laufenauer fait observer que ces lésions cérébrales diffuses ressemblent à des lésions infectieuses, à celles de la rage dont la nature microbienne n'est pas douteuse.

A propos de ces lésions infectieuses de la rage, M. le professeur Pierret[2] écrivait en 1891 : « Tous les auteurs s'accordent à reconnaître dans l'intimité du système nerveux des lésions exsudatives et parenchymateuses à localisation médullaire, bulbaire, cérébrale. Laissez-moi vous faire remarquer, en passant, que ces lésions de myélite et d'encéphalite miliaire périvasculaire avec lésions fréquentes de cellules nerveuses sont exactement les mêmes que celles décrites par Oertel et par moi-même dans la diphtérie, lésions que j'ai revues dans la syphilis, la tuberculose, la chorée des

---

[1] *Wiener medizinische Presse*, 1890, n° 19, p. 770 et le *Bulletin médical*, 1890, p. 452.

[2] Pierret, la Rage au point de vue psychologique (*Province médicale*, 1891, n° 45).

jeunes chiens ; en un mot, dans la plupart des maladies infectieuses.

« Exsudations interstitielles et périvasculaires de leucocytes et quelquefois de globules rouges, foyers miliaires et granuleux d'inflammation microbienne dans les centres et peut-être dans les gaines lamelleuses des nerfs, telles sont les caractères que vous retrouverez toujours, à des degrés divers, dans toutes les maladies d'infection. »

Ces lésions ont été trouvées par M. Pierret à l'autopsie d'un jeune chien choréique, dont nous avons trouvé l'observation complète dans la thèse de M. Foucherand. Auparavant, en examinant la moelle d'une femme choréique atteinte en même temps d'aliénation mentale, M. Pierret a trouvé de petits foyers de myélite disséminés en rapport avec des vaisseaux.

Les lésions inflammatoires de la moelle et de certaines parties de l'encéphale ont été trouvées à l'autopsie des choréiques par d'autres auteurs : Meynert, Elischer, Golgi, de Boyer, Dickinson, dont les observations se trouvent dans la thèse de M. Foucherand. De notre côté, nous avons les observations de M. Cadet de Gassicourt, d'Evan Powell et de Handford, les cas de MM. Turner et Laufenauer où les lésions ont eu, à des degrés divers un caractère nettement inflammatoire et siégeaient dans la moelle ou dans le cerveau.

Suivant les cas, les lésions peuvent être réparables (guérison complète quoique rarement), ne persistent que par quelques traces sous forme de tics, ou la chorée peut passer à l'état chronique et, dans ce cas, nous avons des lésions beaucoup plus accentuées que celles de la chorée aiguë. Nous allons voir, dans les observations qui vont suivre, quelles sont exactement ces lésions dans les formes chroniques de la chorée.

OBSERVATION III

(Du prof. Oppenheim et du Dr H. Hoppe [1].)

La malade est une femme de cinquante-six ans ; sa sœur a une chorée chronique et est dans un asile d'aliénés. Sa mère avait la même maladie. La maladie, chez notre malade, a commencé à l'âge de trente-deux ou trente-trois ans, et depuis lors n'a fait qu'augmenter d'intensité. Depuis 1883, la malade se trouve dans un asile d'aliénés, où on a fait le diagnostic de chorée héréditaire. L'état général est bon, mais les muscles sont animés de mouvements incessants. Ces mouvements involontaires se manifestent surtout dans les muscles des membres supérieurs, moins dans ceux des jambes et de la face. Tantôt un groupe de muscles entre en mouvement, tantôt un autre ; tantôt l'épaule s'élève, tantôt le bras se met en adduction, en même temps ou un moment après les doigts se plient, le front se plisse, la bouche est tirée dans le sens de la largeur. Il arrive que les mêmes mouvements se succèdent. Les mouvements ont une intensité variable ; ils passent par des degrés divers, depuis de légers mouvements des doigts jusqu'aux mouvements de forte amplitude des bras. Très souvent, on voit les contractions des muscles sterno-cléido-mastoïdien et trapèze. Sous l'influence d'une émotion psychique, les mouvements involontaires s'accroissent, mais au contraire ils se calment à l'occasion des mouvements volontaires. Ainsi la malade peut donner la main et serrer fortement ; en ce moment, les

[1] Oppenheim et H.-H. Hoppe, Zur pathologischen Anatomie der Chorea chronica progressiva hereditaria (*Archiv für Psychiatrie und Nervenkrankheiten*, 1893, p. 617).

mouvements involontaires cessent presque complètement. Quand
la malade est étendue sur le lit, les mouvements involontaires
des jambes sont rares.

Réflexes rotuliens conservés.

La langue n'est pas déviée ; pendant qu'elle tire la langue, les
mouvements involontaires diminuent dans tout le corps, même
les bras restent un moment tranquilles.

Mais quand la malade parle, les mouvements involontaires
augmentent et produisent un trouble caractéristique du langage.

Les mouvements des yeux sont normaux ; le réflexe pupillaire
est conservé ; il n'y a rien d'anormal à l'examen ophtalmosco-
pique.

Sur le côté droit de la poitrine, on voit une grande tache brune
avec des points pigmentaires plus foncés. La pigmentation est
plus accusée en avant sur la ligne médiane, et en arrière elle dé-
passe par places la colonne vertébrale.

La malade ne peut nous renseigner sur l'origine de cette pigmentation.

Les mictions d'urine et la défécation sont normales.

Au cœur rien d'anormal.

L'intelligence est en général intacte, du moins on n'a pas
constaté de grands troubles de la mémoire et de l'intelligence.

Au commencement de décembre 1891, la malade contracta
une grippe. Elle a de la fièvre, elle tousse, elle bégaye et son
langage est inintelligible ; la langue et les lèvres sont très sèches.
On trouve les signes de bronchite diffuse, et après quelques jours
d'un état stationnaire se développe une dyspnée, et la malade
meurt le 10 décembre 1891 avec les signes de l'œdème pulmo-
naire.

Autopsie. — Douze heures après la mort, beaucoup de taches
cadavériques. Le crâne épais et par places transparent.

Dans le sinus longitudinal, on voit des caillots sanguins. La
dure-mère sur la face interne est polie, humide, brillante et sans
dépôt. L'arachnoïde est fine et œdémateuse.

L'hydrocéphalie externe. Le cerveau est petit, la substance cérébrale humide et pâle. Les méninges molles altérées sur la convexité du cerveau. La pie-mère se détache facilement. Sur l'hémisphère gauche, les circonvolutions sont étroites, les sillons sont profonds. Surtout les lobes centraux sont étroits, ainsi que la partie supérieure du cerveau. Le lobe occipital est très petit. Les circonvolutions du lobe temporal et frontal ne sont pas visiblement atrophiées, surtout la surface basale du lobe frontal. Aucune cicatrice, pas de ramollissement, pas d'hémorragie, etc.

Sur l'hémisphère droit, l'atrophie des circonvolutions centrales et des circonvolutions supérieures n'est pas aussi marquée.

Les coupes de la substance cérébrale dans la région du lobe central présentent une coloration rouge claire.

Ventricules latéraux non élargis, le gauche contient un peu de liquide clair et le droit un peu plus.

Dans les ganglions centraux, rien à noter,

Ainsi que dans le cervelet.

Les nerfs crâniens à la base sont très blancs. Les artères sont fines et leurs parois sont minces.

Les méninges spinales sont normales.

La moelle épinière est petite, sans lésions macroscopiques.

On a pris pour l'examen microscopique les nerfs crural et saphène gauche et quelques muscles. Les nerfs ont été examinés en partie après durcissement dans l'acide osmique et après coloration par le picrocarmin, et en partie après durcissement par le liquide de Muller. Les muscles ont été examinés à l'état frais et après durcissement.

Examen microscopique.

Les petits morceaux des lobes centraux examinés à l'état frais ne présentaient aucune anomalie.

Les petits morceaux de l'écorce cérébrale, de quelques millimètres d'épaisseur, ont été découpés après durcissement dans le liquide de Müller, après quoi ils étaient colorés par le carmin, la nigrosine, le picrocarmin-hématoxyline, et par la méthode de Weigert (hématoxyline). On a procédé de même pour la substance blanche et pour les ganglions de la base. On a fait ensuite une série de coupes successives du bulbe de la protubérance et des tubercules quadrijumeaux, s'élevant ainsi du bulbe jusqu'au troisième ventricule.

Le cervelet a été divisé de telle façon que les hémisphères ont été examinés séparément et le vermis est resté avec le bulbe et la protubérance.

Les coupes ont bien réussi.

On a trouvé dans la région de la zone motrice *(armcentrum)* dans la substance corticale et subcorticale de petits points colorés en rouge foncé par le carmin.

À l'examen microscopique, ces foyers ne sont pas uniformes ; dans quelques régions ces foyers se rencontrent autour d'un vaisseau.

En général, dans la zone périvasculaire, suivant les directions des artérioles, on peut voir le processus inflammatoire hémorragique, des cellules rondes, des cellules contenant le pigment, des cellules épithélioïdes un peu plus grandes, et les corps hyalins (amylacées). Dans les autres foyers, les cellules sont rassemblées en amas ; les cellules sont uninucléaires ou polynucléaires. d'une part on trouve des cellules hypertrophiées rondes ou ovales dans lesquelles les noyaux ne sont pas toujours visibles ; dans le centre on trouve des cellules très serrées qui font disparaître les éléments nerveux, et à la périphérie, elles sont disséminées et englobées dans le tissu normal. Dans certaines parties des foyers, les vaisseaux font défaut, les éléments cellulaires sont rares. tandis que le stroma est formé par un tissu fibrillaire et névroglique.

En même temps, on rencontre par places de petites et de grandes cellules isolées, pour la plupart uninucléaires. Les noyaux, dans les préparations fraîches qui n'ont pas été traitées par l'alcool, n'étaient pas visibles.

Dans le lobule paracental, les foyers ne sont pas aussi nombreux, ils sont ici subcorticaux, dans la région de *Facialiscentrum,*

On les trouve très rarement. Ils sont plus nombreux dans les lobes pariétal et occipital. Dans les lobes temporal et frontal, on a fait très peu de préparations et on n'a rien trouvé, mais cela ne prouve pas que les foyers ne se trouvaient pas dans cette région.

Dans le centre ovale les foyers trouvés étaient isolés. La protubérance et le bulbe présentent aussi des foyers.

Dans les lobes supérieurs et postérieurs on trouve, avec une encéphalite disséminée, l'augmentation des cellules rondes dans l'écorce et particulièrement dans la substance blanche. On y voit la néo-formation des vaisseaux et l'infiltration des petites cellules au voisinage de ces vaisseaux. On constate cette infiltration cellulaire autour des vaisseaux dans la couche externe de l'écorce, et elle produit là un épaississement de la pie-mère et envoie des travées riches en vaisseaux, profondément dans les sillons.

Les cellules ganglionnaires sont partout normales. Dans l'écorce les cellules pyramidales sont bien développées, sauf dans les régions des foyers.

De même, les fibres de l'écorce cérébrale sont normales. Les fibres tangentielles, dans la couche superficielle de l'écorce cérébrale, forment une assez large zone, et en les comparant avec celles des préparations du cerveau normal on ne les trouve pas réduites. On ne trouve pas d'altération dans les cellules de l'écorce cérébrale. On a fait les coupes obliques par rapport à l'écorce et passant par le gyrus rectus. Sur ces coupes se trouvent les petites cellules rondes dans la région du lobule paracentral et des circonvolutions centrales dans la profondeur de la couche superficielle, entre cette couche et celle des petites cellules pyramidales. Ces cellules rondes sont peu développées, mais on les trouve ici moins nombreuses qu'on aurait pu le supposer, étant donné la description antérieure. Ces cellules se rencontrent en quantité variable dans les différentes régions de l'écorce et suivant les individus, et suivant la région comprise dans la coupe. Si on n'examine que la partie sup. de gyrus rectus, on voit ces cellules atrophiées en grande partie.

On voit nettement la disparition de petites cellules rondes dans la région des circonvolutions centrales.

Les autres régions n'ont pas été examinées avec le même soin, du moins on n'a pas le même nombre de coupes.

La méthode de Nissl n'a pas été employée, parce qu'on n'a pas fait le durcissement préalable à l'alcool.

Il est remarquable que l'examen des préparations à la glycérine non colorées ne fasse pas reconnaître les cellules granuleuses, même dans les foyers décrits.

Par places, dans les espaces péricellulaires des cellules ganglionnaires, apparaissent des noyaux; mais, par comparaison avec les préparations du cerveau sain, on voit qu'il ne s'agit pas d'une prolifération évidente. Les noyaux des cellules pyramidales paraissent être développés normalement, ainsi qu'on en peut juger d'après les préparations colorées par le carmin, la nigrosine, l'hématoxyline (le procédé de Flemming n'a rien fait voir de pathologique).

On ne trouve pas de foyers dans les ganglions centraux. Cependant, dans le segment moyen et interne du noyau lenticulaire, ainsi que dans la commissure antérieure, on voit la multiplication de cellules dans l'adventice des vaisseaux, ainsi que dans les espaces périvasculaires, et surtout on y rencontre les corps amyloïdes nombreux.

Dans le segment externe du noyau lenticulaire gauche se trouve une formation arrondie dont les contours sont nets et dans le centre de laquelle se trouve une cavité. Sur les préparations non colorées, cette partie se distingue des parties environnantes par une coloration jaunâtre. Le tissu fondamental se colore en rouge par le carmin, en brun par l'hématoxyline de Weigert, et montre une substance en partie anhiste et homogène, en partie fibrillaire. Cette tumeur est pauvre en vaisseaux sanguins, autour desquels s'accumulent les globules sanguins rouges et un peu de pigment. Dans la partie fibrillaire, on voit les cellules fusiformes nombreuses et de différentes grosseurs.

On trouve le plus souvent les petits corpuscules ronds entassés, brillants, en partie homogènes, qui, traités par les acides, ne

produisent pas de bulles gazeuses; mais avec l'addition d'acide
sulfurique concentré, on les voit se transformer en cristaux en
forme d'aiguilles. Ces formations ne se colorent pas par le carmin, sauf celles dont le contenu est réduit en petits grains, ces
derniers se colorent par le carmin en rose pâle. Par la méthode
de Weigert, on trouve des parties colorées en noir, en bleu
foncé, et d'autres claires. Cette formation, semblable à une tumeur, est limitée extérieurement par une capsule formée par des
lamelles élastiques et par du tissu fibreux et riche en vaisseaux.
Par places, dans les ganglions centraux, on trouve certains vaisseaux avec les parois épaissies, et le tissu, au voisinage de ces
vaisseaux, présente des caractères de sclérose, les autres vaisseaux ont une couche élastique très épaissie et se divisant en
lamelles.

Dans le noyau lenticulaire, on rencontre des cavités larges où
on trouve le sang frais.

On voit par places des formations dont les contours sont nettement limités et dont le tissu est mat, incolore, transparent et
brillant, tandis que le tissu environnant se colore par le carmin
et a un caractère cellulaire.

Cervelet. — Toutes les cellules sont bien développées, spécialement les cellules de Purkinje, ainsi que les cellules ganglionnaires du corps dentelé; les fibres sont normales. Dans les vaisseaux aucune altération.

Moelle épinière. — Dans la région cervicale, on voit des altérations légères, mais nettes, dans les cordons antérieurs et dans
toute la région des cornes antérieures.

Déjà, à l'examen macroscopique d'une préparation colorée par
le carmin, on remarque dans deux endroits de la substance
blanche une coloration rougeâtre : 1° une petite zone à la limite
du cordon antérieur et latéral où la racine antérieure traverse la
substance blanche; 2° une autre zone plus grande dans le cordon
latéral du côté externe de la corne antérieure ; c'est un espace
triangulaire, dont le sommet est placé en dehors de la corne
latérale, s'étend en dehors, et s'arrête dans le faisceau cérébelleux direct.

A l'examen microscopique on voit qu'il s'agissait d'une lésion non systématisée et disséminée dans toute la hauteur de la région cervicale. Il y a une augmentation de volume et prolifération des cellules névrogliques. La charpente névroglique, les parois des vaisseaux sont aussi augmentées de volume. Les noyaux sont augmentés de nombre. Au contraire, l'altération des fibres nerveuses est insignifiante et se limite à une atrophie de certaines fibres. Cette région tranche bien, par sa coloration jaunâtre, sur les préparations par la méthode de Weigert. La substance grise est d'aspect normal, quoique les cellules ganglionnaires des cornes antérieures soient moins nombreuses que dans une moelle épinière saine.

Les cornes antérieures et postérieures et les cordons postérieurs sont normaux.

Sur le côté droit, les modifications sont poussées plus loin que du côté gauche. Dans la partie supérieure de la région dorsale les altérations se trouvent en dehors des cornes antéro-latérales.

Les lésions des vaisseaux, l'épaississement de l'adventice sont ici bien accusés.

Sur le côté droit, le processus pathologique est plus net. Les altérations se répandent plus dans les faisceaux pyramidaux croisés dans la région dorsale que dans la région cervicale; sur quelques préparations, surtout du côté droit, les altérations sont si accusées qu'on pourrait soupçonner le processus de sclérose. Dans le faisceau de Goll, on voit une coloration faible, mais à un degré minime, qui ne pourrait être considérée comme pathologique. Ce processus atteint son degré supérieur dans la partie moyenne de la moelle épinière dorsale; cette altération est aussi étendue que dans la partie supérieure de la région dorsale de la moelle.

Seulement la dégénérescence est surtout complète dans le faisceau pyramidal croisé du côté droit.

Le faisceau cérébelleux direct est normal. La colonne de Clarke est normale. Dans la partie inférieure de la région dorsale, les lésions disparaissent de plus en plus. La région lombaire est normale, seulement on voit une légère augmentation de la névroglie et une atrophie dans le cordon latéral au voisinage de la substance grise. Région sacrée normale.

Bulbe : examiné depuis la décussation des pyramides jusqu'au noyau d'origine du nerf oculo-moteur externe. A la hauteur de la décussation des pyramides, légère augmentation de la névroglie dans le cordon postérieur et dans la pyramide. Un peu plus haut, tout est normal. Par places, on voit les thromboses des petits vaisseaux. Les parois vasculaires autour du canal central sont sclérosées. A l'examen des préparations de cette région, on voit que les pyramides ne sont pas tout à fait normales : il y a une légère hypertrophie de la névroglie et des vaisseaux et à côté l'atrophie de quelques fibres, mais ces altérations sont si minimes et si peu nettes qu'on pourrait ne pas en tenir compte.

A la hauteur des noyaux de l'hypoglosse et des parolives, rien d'anormal. Les noyaux de l'hypoglosse et du nerf vague sont sains, ainsi que les autres parties de cette région.

Les olives, dans les préparations colorées par le carmin, montrent la substance blanche bien colorée. Cela tient à une légère hypertrophie des vaisseaux et du tissu conjonctif, plus haut disparaît même cette altération insignifiante.

A la hauteur du nerf VIII, tout est normal, seulement dans quelques préparations on voit de légères altérations des pyramides et une sclérose insignifiante de la substance blanche des olives.

Dans le cervelet, sont atteints une partie des hémisphères et les corpus cyliaris ; le reste est normal.

Les nerfs des vi⁰ et vii⁰ paires sont normaux. Les racines des vi⁰ et viii⁰ paires sont sains. Les olives, qui sont petites, manifestent une altération légère de la substance blanche. Cela devient plus évident après la coloration par le procédé de Pal et par le picrocarmin.

La racine et le genou du facial et le noyau de Deiters sont sains On trouve de petites hémorragies récentes dans les noyaux de la protubérance, plus rarement de petits foyers cellulaires dans le voisinage des vaisseaux. Dans quelques vaisseaux, on note des thromboses hyalines.

Tout est normal à la hauteur des noyaux du trijumeau.

Les altérations dans les voies pyramidales sont en général minimes et inconstantes.

Une légère prolifération de névroglie dans la région du ruban de Reil et dans la région de la bandelette longitudinale postérieure.

Dans la bandelette latérale et dans le ruban de Reil, les petits noyaux trochléaires sont normaux.

Dans toute la région du noyau oculo-moteur, tout est normal.

Les nerfs périphériques. — L'origine et les ramifications du nerf crural normales. Le nerf saphène interne montre une atrophie nette.

En résumé, nous sommes ici en présence d'une encéphalite corticale et sous-corticale miliaire disséminée intéressant principalement la zone motrice, terminée par la sclérose et entraînant à sa suite l'atrophie des circonvolutions. Les altérations spinales intéressaient surtout les cordons antéro-latéraux dans le voisinage des cornes antérieures.

Les autres autopsies résumées dans notre tableau synoptique ont donné des résultats semblables.

Dans l'observation de Klebs, les lésions étaient inflammatoires : pachyméningite avec atrophie du cerveau ; hyperplasie de la névroglie; de petites thromboses dans les vaisseaux.

Dans l'observation de Greppin, les lésions étaient dans un stade moins avancé que dans l'observation précédente : il s'agissait des foyers de l'encéphalite.

Dans l'observation de Cirincione et de G. Mirto, les lésions constatées étaient la méningite, l'atrophie de la substance grise, les foyers de nature nécrobiotique.

Dans l'observation de Dana, on voit la congestion cérébrale, la leptoméningite chronique du cerveau et de la moelle ; la congestion spinale, surtout vers les cordons latéraux.

Dans l'observation de M. Greffin, nous sommes de nouveau en présence des lésions inflammatoires nettement accusées : pachyméningite et leptoméningite, atrophie des cellules ganglionnaires de l'écorce et commencement de dégénérescence dans les fibres à gaines de myéline.

Dans l'observation de MM. Lannois et Paviot, nous trouvons une encéphalite, une pachyméningite et une atrophie cérébrale. Les lésions de la moelle sont moins accusées.

M. Fachlam fait lui-même le résumé de son observation et conclut que la chorée d'Huntington est due à une méningo-encéphalite hémorragique chronique.

Dans l'observation de MM. Kronthal et S. Kalischer, les lésions sont toujours les mêmes : méningite chronique, atrophie des circonvolutions cérébrales, endartérite, atrophie des cellules des cornes antérieures.

Dans l'observation de MM. Kéraval et G. Raviart, les lésions sont moins avancées et on trouve l'infiltration interstitielle et péricellulaire de petites cellules rondes dans tout le cortex et dans la moelle. Cependant, on rencontre déjà les altérations des cellules cérébrales.

Dans l'observation de Veidenhammer, nous voyons les lésions inflammatoires à des degrés divers, l'endopériartérite, la méningite, l'atrophie des cellules nerveuses, etc.

Nous avons vu que, dans toutes ces observations de la chorée chronique, les lésions étaient franchement inflammatoires : méningite, encéphalite, myélite, souvent terminées par sclérose et entraînant à leur suite l'atrophie des cellules nerveuses, soit de l'écorce cérébrale, soit des cornes antérieures de la moelle.

Nous croyons donc que les observations et les considérations qui les suivirent ont bien mis en relief ce fait que, dans beaucoup de cas de la chorée aiguë, on trouve les lésions inflammatoires aiguës et, dans certains cas de la chorée chronique, les lésions chroniques inflammatoires.

Quant à la question de la localisation des lésions, nous avons vu que les lésions sont disséminées : mais un fait domine, c'est qu'on trouve, dans les cas de chorée, des lésions ou dans la zone motrice du cerveau ou dans les voies motrices, ou enfin dans les cornes antérieures. Et d'ailleurs cela se comprend ; les mouvements involontaires se produisent quand le neurone moteur est lésé ou simplement irrité.

Nous laissons de côté l'hémichorée post hémiplégique et les chorées dues à des lésions non inflammatoires, ainsi que les chorées expérimentales (par destruction ou excitation de certaines parties de l'encéphale) parce qu'elles ne sont pas en relation directe avec le sujet de notre thèse.

Nous allons maintenant voir quelles données positives peut nous fournir l'anatomie pathologique comparée. Il existe chez les animaux, et particulièrement chez les jeunes chiens, une affection qui porte le nom de chorée des jeunes chiens. M. Cadeac, dans sa *Pathologie in-*

terne des animaux domestiques (1899), définit la chorée:
une affection cérébro-médullaire caractérisée principalement par l'altération des cellules des cornes antérieures. Elle résulte toujours de la localisation d'une
affection microbienne dans le système nerveux central.

Le caractère inflammatoire des lésions a été déjà vu
en 1881 par M. Pierret, qui fit l'autopsie d'un jeune
chien choréique. Nous reproduisons cette observation
publiée dans la thèse de M. Foucherand.

OBSERVATION IV

*Chorée canine. Intégrité des muscles et des nerfs musculaires.
Myélite miliaire disséminée. Exsudats périvasculaires.*

En 1881, M. Pierret fit à l'Ecole vétérinaire de Lyon l'autopsie d'un jeune chien choréique. Les mouvements observés
s'étaient montrés dans les quatre membres, et il existait un peu
de paresse du train de derrière.

Autopsie. — A l'état frais on ne constate aucune altération
appréciable des muscles, des nerfs ou du système nerveux central, moelle, bulbe, cerveau.

Muscles. — Les muscles sont examinés à l'état frais ou après
avoir été exposés aux vapeurs d'acide osmique.

Ils sont reconnus sains. Les *nerfs musculaires* ont été recher-
chés avec le plus grand soin et examinés aussi près que possible
de la fibre. *Ils ont paru tout à fait sains. Les plaques termi-
nales* ont paru normales.

Les faisceaux nerveux intra-musculaires et les racines antérieures examinées à l'aide des mêmes procédés ne présentaient
aucune altération appréciable.

Moelle épinière. — La moelle a été examinée après durcissement complet dans le bichromate d'ammoniaque.

Des coupes ont été pratiquées dans toutes les régions et ont permis de constater les lésions suivantes.

En premier lieu, on remarquera qu'une certaine quantité de préparations présentaient les caractères de l'état normal, en sorte que, si l'on s'était borné à leur examen, on eût pu croire que la moelle épinière était exempte de lésions pathologiques.

Les altérations se montraient, au contraire, très nombreuses sur d'autres préparations appartenant à toutes les régions de la moelle.

En revanche, elles sont *extrêmement* petites. Ce sont des *foyers de myélite.*

La forme des foyers est arrondie ou *anguleuse*. Dans ce dernier cas, on trouve un vaisseau au sommet de l'angle, et ce vaisseau est *entouré d'une sorte de gaine d'éléments arrondis.*

Cette infiltration de noyaux, soit autour des vaisseaux, soit dans les carrefours névrogliques, est un des caractères les plus importants de cette inflammation, et permet de la rapprocher des myélites que l'on observe dans la diphthérie, la syphilis, la tuberculose et certaines fièvres éruptives. Au milieu de ces foyers, la substance blanche est détruite ou irritée, et en certains points elle semble avoir disparu par une *sorte de fonte granuleuse,* qui n'est pas sans analogie avec les foyers de *désintégration décrits par Clarke dans la chorée.*

D'ailleurs, les phénomènes d'exsudation et de diapédèse, si évidents autour des vaisseaux, n'ont guère pu se traduire sans quelques phénomènes de stase, en sorte qu'on peut, comme dans la diphtérie et la syphilis, songer à un processus mixte dans lequel les phénomènes d'inflammation *périvasculaire entraînent quelquefois des troubles ischémiques* (Pierret).

Le caractère irritatif des processus est aussi indiqué par le fait de la *tuméfaction des cylindraxes.* Cette dernière lésion s'observe surtout dans les cordons latéraux.

Les cornes antérieures sont généralement saines, cependant quelques petits foyers de myélite confinent à la corne antérieure, et il est probable que si l'on débitait toute la moelle on finirait par rencontrer quelques points des cornes antérieures où lés lésions ressembleraient à celles de la paralysie infantile du chien (Bochefontaine).

Dans les régions où les traces d'inflammation sont peu accusées, on rencontre quelquefois un seul vaisseau coupé en long, ou *perpendiculairement à son axe, et complètement entouré d'éléments embryonnaires.*

Les méninges sont quelquefois un peu enflammées et les *espaces pie-mériens sont infiltrés d'éléments migrateurs.*

En résumé, on obtient dans toute l'étendue de la moelle une *myélite miliaire exsudative et périvasculaire.* Les lésions sont disséminées sans aucun ordre et sont trop petites pour entraîner des dégénérescences secondaires appréciables.

Le bulbe et le cerveau *ont été reconnus sains,* mais il est impossible d'affirmer qu'en certains points il n'existe pas de petites lésions inflammatoires. Pour affirmer leur absence, il eût fallu débiter tout le cerveau, ce qui est matériellement peu praticable.

M. Foucherand croit que, « par analogie, il serait déjà possible de penser que, dans certains cas au moins, les chorées infantiles, qui chez l'être humain se compliquent de parésies ou d'anesthésies, d'état fébrile passager, sont plus ou moins comparables à la maladie des jeunes chiens et peuvent hypothétiquement être attribuées à des lésions de même ordre ». À la fin de sa thèse, M. Foucherand est plus affirmatif : « Nous croyons, dit-il, que la chorée des chiens doit être assimilée complètement à la chorée infantile. »

M. Pierret, dans la communication qu'il a faite à la Société des sciences médicales (1883), établit des rapports de la paralysie infantile et de la chorée humaine avec les troubles nerveux observés dans la maladie des jeunes chiens, troubles nerveux liés à un état infectieux.

M. Wood[1] (1885) a remarqué des modifications très nettes des cellules des cornes antérieures, perte de l'affinité pour les matières colorantes, disparition des noyaux, des prolongements protoplasmiques, et transformation de la cellule en petit corps opaque et irrégulier.

M. Triboulet[2] a trouvé les lésions de sclérose dans le cordon latéral droit et une atrophie de la corne antérieure droite avec maximum d'altérations cellulaires dans la région dorsale.

Les lésions d'une méningo-myélite non systématisée se développant sous l'influence d'une infection frappant surtout les cornes antérieures et pouvant se compliquer de névrite, ont été décrites par M. Bruno-Galli-Valerio[3] en 1893.

M. Carougeau[4] a trouvé chez un chien choréique, dans la substance grise et surtout au niveau des cornes antérieures, une infiltration de la substance nerveuse par les leucocytes et une modification des cellules nerveuses : les unes sont tuméfiées, leurs prolongements sont invisibles ou ont disparu dans quelques

[1] Wood, The basal pathology of chorea (*Medical News*, 1885) résumé dans la *Revue des sciences médicales*, 1886, p. 125, t. XXVIII.

[2] Triboulet, thèse de Paris, 1893.

[3] Bruno-Galli-Valerio, *Il moderno Zooiatro*, 1893, n° 12, résumé par lui-même dans *Lyon médical*, 1898, n° 50.

[4] Carougeau, Communication sur les lésions et le traitement de la chorée. Société des sciences vétérinaires de Lyon. Séance, 4 septembre 1898, *Journal de médecine vétérinaire et de zootechnie*, 1898.

cellules, le noyau s'est déplacé, certaines cellules sont granuleuses, à côté on trouve des cellules saines.

Dans la même année (1898), une communication sur un cas de chorée canine a été faite par MM. Taty et Jacquin, précédant celle de M. Carougeau de trois mois seulement. L'examen macro et microscopique est très complet, et nous croyons intéressant de reproduire textuellement cette observation :

OBSERVATION V [1]

Maladie du jeune chien. Paralysie infantile et chorée.
Lésions microbiennes du système nerveux central.

Chienne courante, âgée de trois mois et demi, n'a jamais été malade. Il y a quinze jours, brusquement, on s'est aperçu qu'elle traînait péniblement la patte postérieure droite, la boiterie était manifeste de ce côté. Huit jours après, l'autre patte s'est paralysée et, depuis cette date la paralysie du train postérieur a été complète. Pendant cette période, la chienne a conservé l'appétit et n'a jamais eu de diarrhée. Entrée en observation, 12 mai 1898.

Cœur. — Battements réguliers, très rapides, 180 en moyenne à la minute.

Poumons. — Respiration saccadée, irrégulière, 36 inspirations en moyenne par minute.

Système digestif. — Langue sale. Appétit : refuse le sucre, mais accepte la viande, qu'elle mange. Ventre un peu dur et tendu. Il y aurait de la constipation.

Urines. — Réaction alcaline. Odeur fortement ammoniacale.

Rien dans la colonne vertébrale qui puisse faire songer à une fracture.

[1] *Lyon médical*, 44, 1898.

Les commémoratifs sont du reste muets sur ce point.

Système nerveux. Motricité. — Rien dans les muscles masticateurs ni dans les muscles de la face, de la nuque, ou dans ceux des pattes de devant. La paralysie est nettement localisée au train de derrière, la queue comprise. Cette paralysie est *flasque* : impotence complète des pattes de derrière ; ces membres soulevés retombent lourdement. La queue est paralysée de la même façon. Les réflexes tendineux semblent exagérés.

Exploration électrique. — a) *Courants interrompus* : hyperexcitabilité (réaction intense à 6 de l'échelle du chariot).

b) *Courants continus* : hyperexcitabilité semblable. La marche est difficile ; l'animal se soulève péniblement et arrive, avec ses deux pattes de devant, qu'il écarte, à traîner tout son train de derrière qui est absolument inerte.

Les masses musculaires dans les régions paralysées sont molles et diminuées de volume ; l'atrophie musculaire est évidente, mais pas encore très marquée.

Sphincters : l'incontinence d'urine est nette ; tout le train postérieur est souillé d'urine qui s'écoule goutte à goutte ; l'incontinence fécale, moins facile à constater, est cependant probable.

Sensibilité. — a) *objective :* une piqûre assez intense faite aux membres inférieurs ne produit pas de réaction chez l'animal ; mais la sensibilité paraît redevenir normale à partir de la région antérieure de la cuisse. La queue est également insensible.

b) *Subjective :* La bête ne semble pas souffrir, car elle n'a jamais poussé de cris plaintifs et se laisse prendre et examiner sans résistance ni plainte.

Trophicité. — Escarre commençante, de la dimension d'une pièce de 50 centimes, dans le segment inférieur et à la face antérieure de la patte gauche.

État général. — La chienne mange et s'alimente ; elle réagit aux impressions extérieures, répond à l'appel de son maître et essaie de se traîner vers lui. Mais elle paraît moins gaie, grogne quand elle voit d'autres chiens. Le regard est encore vif et plein d'intelligence.

Température : 38°,7. L'introduction du thermomètre dans le rectum provoque l'issue des matières fécales en boudin de consistance dure.

Poids : 8 kilogrammes.

11 mai. — L'animal s'amaigrit ; son poids tombe à 7 kilogrammes. L'hyperexcitabilité électrique persiste. Il y a un peu d'hématurie. Apparition de mouvements spasmodiques réguliers (80 à la minute) dans la patte gauche postérieure.

17 mai. — L'état général s'aggrave. Le poids se maintient à 7 kilogrammes ; les réactions électriques sont les mêmes ; le tic choréique persiste. L'atrophie musculaire augmente et l'escarre atteint la dimension d'une pièce de 1 franc.

21 mai. — L'animal s'amaigrit, refuse les aliments, accepte encore un peu de lait. Il y a du jetage dans l'œil gauche. L'escarre déjà signalée augmente et arrive à 2 francs. Deux autres escarres apparaissent l'une à la cuisse droite postérieure et l'autre à la patte du même côté.

Le tic choréique persiste dans la patte gauche postérieure. Quelques mouvements choréiques s'esquissent dans la patte droite antérieure et dans la tête.

L'animal succombe le 23 mai 1898.

Autopsie : Immédiate.

Examen macroscopique. — *Centres nerveux* : ramollis. *Méninges cérébrales* : congestionnées, avec quelques suffusions sanguines.

Moelle : Dans le même état, le segment lombaire est très ramolli ; les méninges sont congestionnées ; même état de la moelle dorsale, mais les méninges y paraissent intactes.

Foie congestionné. *Cœur* normal. *Poumons* présentent des plaques ecchymotiques sur les bords des lobes inférieurs. *Rein* : droit normal, gauche : pus crémeux dans le bassinet. *Vessie* pleine de pus. *Rate* consistante, avec points blancs et rouges disséminés.

Examen bactériologique du pus. — Le pus trouvé dans le bassinet, examiné au microscope, montre de nombreux cocci prenant bien les couleurs d'aniline, bleu de méthylène et fuchsine, qui se groupent le plus souvent par deux éléments, quelquefois par trois; les uns forment des chaînettes; quelques groupes s'agglomèrent en grappes. Pas de formes bacillaires.

Examen microscopique des centres nerveux. — Durcissement selon Nissl. Coloration au bleu de méthylène. Les cellules des hémisphères cérébraux sont relativement peu altérées; les contours sont nets, mais les noyaux sont volumineux, tendent à gagner la périphérie; des vacuoles sont en voie de formation dans le protoplasma cellulaire et quelques bords sont déchiquetés. Autour de quelques cellules on voit apparaître des corps arrondis uni-nucléolés, et colorés en bleu plus pâle que les cellules nerveuses.

Ces altérations s'accentuent dans la moelle cervicale. Elles sont surtout marquées dans les cellules du groupe périépendymaire, les vacuoles sont plus nettes, occupées parfois par un des noyaux pâles décrits; le noyau de la cellule nerveuse devient plus excentrique. Les grandes cellules multipolaires de la tête de la corne antérieure sont plus saines, les prolongements sont plus nets, le noyau a un volume normal, et les granulations chromatophiles s'y présentent en rangées parallèles.

C'est dans la moelle lombaire que les altérations présentent leur maximum d'intensité. Les cellules périépendymaires sont très altérées; quelques-unes sont réduites à leur nucléole, qui reste très brillant et très reconnaissable et à quelques granulations persistantes.

Les noyaux déjà signalés sont ici en extrême abondance autour des cellules et dans leurs vacuoles. Quelques-uns ont été saisis par le durcissement en plein mouvement amiboïde.

On rencontre enfin quelques cellules entourées d'un assez grand nombre de *granulations colorées* en bleu aussi foncé que celui des nucléoles, mais plus petites d'un quart. Ces éléments se groupent quelquefois par trois ou davantage, le plus souvent par deux, et leur aspect est alors celui de *diplocoques* très nets. Leur disposition est identiquement celle observée et signalée plus haut dans le pus du bassinet.

Il est à remarquer que les cellules complètement envahies par les diplocoques sont anatomiquement beaucoup moins malades que les autres; leurs contours sont encore nets, leur noyau presque normal, tandis que dans celles où les microbes ont disparu les altérations de structure sont énormes, et elles sont entourées de nombreux noyaux pâles qui sont beaucoup plus rares autour de deux autres.

En résumé. L'observation clinique et l'examen anatomo-pathologique ont démontré l'évolution d'une maladie infectieuse d'origine diplococcienne dont les symptômes dominants ont été ceux d'une myélite dorso-lombaire, avec paralysie atrophique du train postérieur et mouvements choréiques. Les lésions frappant tous les organes ont touché le système nerveux central en des points et à des degrés divers, y ont atteint par places leur maximum d'intensité, et plus particulièrement dans les régions périépendymaires du segment dorsal inférieur et lombaire de la moelle. Nous avons pu les suivre depuis l'invasion microbienne de la cellule nerveuse jusqu'à la destruction de cet élément épuisé dans la lutte pour l'existence.

Le diplocoque décrit dans cette observation a été déjà vu par M. Mathis [1], en 1886, qui, dans son article, est arrivé à la conclusion suivante : « Il y a un microbe spécial à la maladie du jeune âge, c'est un diplococcus découvert par Semmer et revu par Friedberger, Krajewski, Laosson et Rabe, et qui peut être cultivé dans le bouillon neutralisé ou légèrement alcalin. »

M. Triboulet [2] a isolé du sang d'un chien choréique un coccus à gros grains isolés, ou réunis en amas. L'inoculation des cultures de ce microbe a produit chez un chien sain les mouvements choréiques.

---

[1] M. Mathis, De la nature microbienne de la maladie des jeunes chiens (*Recueil de médecine vétérinaire*, 1887, p. 229).

[2] Triboulet, Production expérimentale d'une maladie à mou-

En 1895, M. Bruno-Galli-Valerio[1] a décrit un bacille ovoïde qu'il a trouvé dans les poumons et dans le système nerveux central. Ce microbe donne des cultures caractéristiques sur gélatine, et inoculé à des chiens de cinq à six mois, provoque la maladie du jeune âge avec les symptômes pulmonaires et cérébro-spinaux caractéristiques.

De ce court exposé des faits concernant la chorée canine, nous voyons déjà que la question a passé par les mêmes phases que dans les cas de chorée humaine et que les lésions trouvées étaient : myélite miliaire exsudative et périvasculaire avec participation des cornes antérieures. Les lésions de sclérose et l'atrophie des cornes antérieures ont été aussi notées. Si nous nous reportons à nos cas de la chorée humaine, nous verrons que les lésions trouvées dans la moelle étaient exactement les mêmes : des foyers de myélite disséminés, avec participation dans quelques cas de cellules des cornes antérieures. Les lésions de sclérose et l'atrophie des cellules des cornes antérieures ont été aussi trouvées dans les cas de chorée chronique. Seulement, dans les cas de la chorée humaine, les lésions sont plus étendues et la méningo-encéphalite se rencontre presque toujours.

Nous voyons que les mêmes lésions, chez l'homme et chez le chien, produisent des troubles analogues,

vements choréiformes chez le chien (*Comptes rendus hebdomadaires des séances et mémoires de la Société de biologie*. Séance du 9 avril 1892).

[1] M. Bruno-Galli-Valerio. Le microbe de la maladie des jeunes chiens (*Journal de médecine vétérinaire et de zootechnie*, 1895).

et d'ailleurs, comme le dit fort bien M. Foucherand, « que deviendraient non seulement la physiologie pathologique, mais la physiologie normale elle-même, si l'on admettait que le système nerveux des animaux réagit, au point de vue sensitif ou moteur, autrement que celui de l'homme ? »

M. le professeur Pierret a étudié à plusieurs reprises la question des rapports existant entre la chorée humaine et la chorée canine ; et nous finirons ce chapitre par l'exposé de son opinion fait par lui-même, dans la séance du 27 juillet 1898 à la Société des sciences médicales de Lyon : « Je dis que la paralysie du jeune chien doit être considérée comme comparable à la paralysie infantile et à la chorée de l'enfant, et je dis aussi que, chez l'un ou chez l'autre, les mouvements choréiques sont de même nature et de même origine que les troubles paralytiques ou dystrophiques, et doivent être rapportés à des altérations portant principalement sur les cellules dites motrices (neurones antérieurs).

« Il nous est dès lors permis de tenter une explication pathogénique plus délicate. Quand ces cellules sont touchées, il y a parésie et atrophie des muscles auxquels elles correspondent ; mais comme l'altération ne les atteint pas toutes, et pas toutes au même degré, il faut tenir compte de l'action de la toxine sur les cellules encore capables de répondre à l'excitation. De là les mouvements choréiformes.

TABLEAUX SYNOPTIQUES

FORME	SEXE	AGE	PARTICULARITÉS CLINIQUES	AUTOPSIE			EXAMEN BACTÉRIOLOGIQUE	INDICATION BIBLIOGRAPHIQUE
				ENCÉPHALE	MOELLE ET NERFS	AUTRES ORGANES		
1. Chorée aiguë.		11 a.	Père à l'asile d'aliénés; mère a passé quatre ans à la Salpêtrière. *Antécédents personnels :* rougeole et broncho-pneumonie à l'âge de deux ans, Rachitisme. Intelligence faible. Chorée d'intensité moyenne. T. 38-4. Endocardite. Guérison. Persistance de l'insuffisance mitrale et aortique.				Le staphylocoque blanc a été trouvé dans plusieurs ensemencements faits avec le sang recueilli par une piqûre au doigt; une fois la présence du staphylocoque doré a été constatée. Les ensemencements faits après une période aiguë n'ont pas donné de cultures.	LANNOIS. — Note sur un cas d'endocardite choréique d'origine microbienne probable. (*Revue des maladies de l'enfance*, 1891).
2. Chorée aiguë.	F.	20 a.	*Antécédents personnels :* chorée et rhumatisme. Chorée intense. Endocardite. Souffle d'insuffisance aortique et mitrale.				Les ensemencements du sang dans des tubes de lait anaérobies ont été faits selon le procédé de Thiroloix. Le microbe trouvé était un diplocoque à grains ovoïdes; sans capsule, prenant le Gram. La culture est restée stérile.	AVIAT. — Recherches bactériologiques dans deux cas de chorée avec endocardite (travail du laboratoire de la clinique médicale de l'Hôtel-Dieu). (*Comptes rendus hebdomadaires des séances et mémoires de la Société de biologie*. 1898. Séance du 29 janvier.)
3. Chorée aiguë.	H.	14 a.	Ancien rhumatisant et porteur d'un souffle d'insuffisance aortique. La chorée était à son déclin.				Les ensemencements faits avec du sang de la veine cave inférieure avec un segment de la valvule mitrale et avec un segment de la moelle ont donné les cultures anaérobies d'un microbe spécial : gros bacille assez trapu, se colorant bien par les divers réactifs et ressemblant à celui décrit par Thiroloix dans le rhumatisme.	MM. TRIBOULET et COYON. — Recherches bactériologiques concernant un cas de rhumatisme fébrile mortel, compliqué d'endopéricardite et de chorée. (*Presse médicale.* 1897, n° 99).
4.			Enfant choréique.					
5. Chorée aiguë.							Staphylocoque doré.	QUIROROSSI et Pietro GIRARDI. — Les staphylocoques dans la chorée. *Riforma medica.* 1899, résumé dans la *Revue neurologique.* 1899. p. 83.
6. Chorée aiguë.	H.	12 1/2	Nervosisme dans les antécédents héréditaires maternels; neuropathe lui-même. Douleurs articulaires et chorée intense. Pneumonie commençante.	Hyperémie du cerveau et des méninges. Piqueté manifeste de la substance blanche.		*Cœur :* Endocardite et myocardite. *Foie :* Hépatite parenchymateuse. *Reins :* Néphrite parenchymateuse. *Poumons :* Bronchite, commencement de pneum.	Streptococcus pyogènes staphylococcus pyogènes citreus, ont été trouvés dans le sang et dans les différents organes et en particulier dans le cerveau.	H. MARTIN, Beitrag, etc. (Contribution à l'étude de la question de l'origine rhumatismale infectieuse de la chorée). Thèse de Bâle. 1891. Résumé dans la *Revue médicale de la Suisse romande.* 1893, p. 306.
7.							Les cultures faites avec la moelle cervicale d'un choréique ont permis d'isoler un bacille qui forme des spores. Se colore avec la fuchsine phéniquée. L'inoculation donne des résultats positifs	PIANESE. — Pathogénie de la chorée, *Riforma medica.* 1891, et *Deutsch med. Zeit.* 1894. Résumé dans la *Revue des maladies de l'enfance.* 1892. p. 146.

FORME	SEXE	AGE	PARTICULARITÉS CLINIQUES	AUTOPSIE — ENCÉPHALE	AUTOPSIE — MOELLE ET NERFS	AUTOPSIE — AUTRES ORGANES	EXAMEN BACTÉRIOLOGIQUE	INDICATION BIBLIOGRAPHIQUE
8. Chorée aiguë.				*Méningite* de la convexité ayant envahi la zone corticale dans certains points, caractérisée par une prolifération abondante des éléments du tissu conjonctif. Dans la substance corticale se trouvaient de petits éléments hyalins.	Méningite semble atteindre et envelopper surtout les racines des nerfs rachidiens.		Diplocoques dans les méninges et la substance corticale.	Dana. — De l'origine microbienne de la chorée, observation avec autopsie (th. Amer. Journ. of med. sc., p. 31, janvier 18... Résumé dans la Revue des sciences médicales, 1895.
9. Chorée aiguë.	F.	46 a.					Un diplocoque capsulé et lancéolé a été isolé du liquide céphalo-spinal et de la rate. Il était très pathogène pour les cobayes.	Cesaris Demel. — Un caso di chorea infectiva, Gaz. med. di Torino, 1897, nos 31, 3... Résumé dans la Revue neurologique, 1898, n° 1.
10. Chorée aiguë.	F.	19 a.	Rhumatisme aigu, suivi de chorée aiguë avec manie. T. 41°. Pouls, 140.			Congestion des viscères. *Cœur* : végétations endocarditiques. *Rein* : néphrite parenchymateuse.	Wassermann a pu isoler un microbe en examinant le sang du cœur, le liquide péricarditique, les morceaux des valvules mitrales, de la rate et du cerveau. L'inoculation aux animaux a produit le tableau du rhumatisme articulaire aigu.	Wassermann Westphal Malkoff, — Ueber den infektiösen Character und den Zusammenhang von acutem Gelenkrheumatismus und Chorea, Berlin kl. Wochensc... Résumé dans Vratch, 18..., n° 33.
11. Chorée aiguë	F.		Aliénée ; choréique franche depuis longtemps.	Cerveau sain.	*Moelle :* Une très grande quantité de petits foyers de myélite disséminés dans les cordons latéraux et postérieurs. Ces foyers sont en rapport avec les vaisseaux.			Observation de M. Pierr... publiée dans la thèse de M. Foucherand : Contribution à l'étude de la physiologie pathologique de chorée, Lyon, 1883.
12. Chorée aiguë.	M.	12 a.	Chorée grave. Pas de rhumatisme articulaire. Mort 15 jours après le commencement de la maladie.	*Cerveau.* Méninges congestionnées, dépolies et opalescentes. Piqueté vasculaire de la substance blanche. Prolifération abondante de cellules épithéliales et de cellules conjonctives de la pie-mère et formation d'amas de ces cellules autour des vaisseaux. Partout ailleurs : exsudations hématiques et leucocytiques dans le voisinage des vaisseaux.	*Moelle :* Mêmes lésions. Aspect brillant des grandes cellules des cornes antérieures. Les noyaux sont granuleux et se colorent moins fortement que d'habitude.	*Cœur :* sain. *Poumons :* congestionnés surtout à leur base. *Rate, reins, organes digestifs,* sains.		Cadet de Gassicourt, Traité clinique des maladies de l'enfance, 1882.
13. Chorée aiguë.	H.	19 a.	Rhumatisme léger, 15 mois auparavant. Chorée grave avec délire. Mort dans le coma.	Hyperémie énorme des centres nerveux; coagulation dans l'intérieur des petits vaisseaux et dans les suffusions hémorragiques des gaines vasculaires.	Les petits foyers sanguins microscopiques ont été rencontrés de préférence dans la moelle cervicale au niveau des cornes antérieures.			Ewan Powell. — Two fatal cases of acute chorea with insanity (Brain 18... p. 157). Handford chorea with an account of the microscopical appearances two fatal cases (Brain 188... (Revue des Sciences médicales, 1890.)
14.	F.	20 a.	Nervosisme dans les antécédents personnels. Chorée avec délire. Mort par épuisement nerveux.					
15.		De 12 à 19 a.		*Cerveau.* Gonflement et opacité de certaines cellules pyramidales dans la couche profonde de la substance corticale au niveau du sillon de Rolando.				Tuson. — Cerebral lesions of the chorea (Lancet p. 1105, 1890). (Revue des Sciences médicales, 18... p. 57.)
16. Chorée aiguë.			Cinq cas de chorée grave avec fièvre et délire.	Hyperémie des parties grises du cerveau; écorce et ganglions centraux. Infiltration diffuse de l'écorce cérébrale par de nombreux leucocytes. Dans le noyau lenticulaire, des corps d'apparence hyaline. *Cervelet* bien moins atteint.	*Moelle :* Inflammation interstitielle diffuse.	*Cœur :* endocardite, soit aiguë, soit chronique.		Laufenauer. — Communication à la Société royale des médecins de Budapest (Bulletin médical, 18... p. 452).

FORME	SEXE	AGE	PARTICULARITÉS CLINIQUES	AUTOPSIE			EXAMEN BACTÉRIOLOGIQUE	INDICATION BIBLIOGRAPHIQUE
				ENCÉPHALE	MOELLE ET NERFS	AUTRES ORGANES		
17 Chorée chronique	F.		Morte à l'asile des aliénés.	Pachyméningite hémorragique étendue, avec atrophie du cerveau. Petits foyers de néo-formation cellulaire constitués par des amas de trois à quatre grosses cellules et de nombreuses petites à gros noyau; Petites thromboses dans les vaisseaux de la substance blanche.				Kahns. — (Correspondenz bl. für Schweizer Aerzle. 1888.)
18. Chorée chronique	H.	55 a.	Choréique depuis 4 ans, dont le grand-père et le père avaient été choréiques et qui vint mourir à l'asile de Bâle avec les phénomènes de mélancolie dépressive.	Microscopiquement : nombreux petits foyers constitués par des cellules qui se caractérisaient par un protoplasma peu développé et un noyau à gros nucléole granuleux. On les trouvait surtout dans la substance blanche des circonvolutions frontales, centrales, temporales et occipitales inférieures, dans l'écorce de ces circonvolutions, de l'insula et du lobe paracentral, dans la substance blanche du cervelet. Ils étaient moins nombreux dans les ganglions de la base, le pont et la moelle allongée. Ces cellules occupaient de préférence les espaces périvasculaires et péricellulaires.				Guérin. Toutes les deux citées par MM. Lannois et Chapuis, dans leur article : Nouveau cas de chorée héréditaire. (Mémoires de la Société des sciences médicales de Lyon. 1892.)
19. Chorée chronique				Atrophie de la substance grise des circonvolutions avec méningite et foyers de nature nécrobiotique.	Les cordons médullaires n'étaient ni certainement altérés ni cependant absolument normaux ; augmentation du pigment des cellules ganglionnaires des cornes antérieures. Dégénération des cordons postérieurs et cérébelleux direct.			G. Chiscomo et G. Mingo. — Corcoa hronica progressiva, Ricerce anatomiche Giornale di neuro-patologia, VII fasc. 1, 1891. Revue des sciences médicales. 1891. p. 131.
20. Chorée chronique	H.	18 a.	Chorée depuis l'âge de 6 ans; puis, à partir de 12 ans, attaques épileptiformes nocturnes. Intelligence ordinaire, mais apparence d'un idiot. Mort de pneumonie intercurrente.	Centres nerveux, sains en apparence, léger degré de leptoméningite chronique; dilatations diffuses et varicosités des artérioles. Ectasie des espaces lymphatiques périvasculaires. Le maximum des lésions siège à la surface inférieure des lobes temporaux, au niveau de la capsule interne des parties voisines des corps striés et de la couche optique.	Moelle : léger degré de leptoméningite, congestion spinale surtout vers les cordons latéraux. Double canal épendymaire.			Ch. Dana. — A contribution to the pathological anatomy of chorea (Brain, 1890), Revue des sciences médicales. 1890.
21. Chorée chronique	F.	56 a.	Chorée depuis l'âge de 33 ans. Morte de l'influenza et de bronchite aiguë, avec les signes de l'œdème pulmonaire.	Encéphalite corticale et sous corticale miliaire disséminée, intéressant principalement la zone motrice, terminée par la sclérose et entraînant à sa suite l'atrophie des circonvolutions.	Moelle : les altérations intéressaient surtout les cordons antéro-latéraux dans le voisinage des cornes antér. avec maximum d'intensité dans le segment dorsal. Nerfs périphériques : dégénération.			H. Oppenheim et H.-R. Hoppe. — Zur pathologischen Anatomie der Chorea chronica progressiva hereditaria. Archiv für Psychiatrie und Nervenkrankheiten. 1893. p. 617.
22. Chorée chronique	H.	56 a.	Antécédents héréditaires : maladies nerveuses ou mentales. Chorée depuis l'âge de 5 ans. Depuis quelques années, troubles psychiques : démence secondaire consécutive à la mélancolie. Mort d'une inanition lente.	Pachyméningite et leptoméningite. Circonvolutions cérébrales légèrement atrophiées. Artères de la base légèrement athéromateuses. Histologiquement : nombreux foyers formés par des éléments cellulaires et disséminés à travers tout le cerveau dans les espaces périvasculaires. Épaississement des parois des vaisseaux; par places, multiplication des noyaux dans la tunique adventice et dans la tunique interne. Les cellules ganglionnaires de l'écorce étaient atrophiées. Les fibres à gaine de myéline présentaient un commencement de dégénérescence.				L. Guérin. — Ueber einen Fall Huntingtonischer Chorea. Archiv für Psychiatrie, 1893. t. XXIV. p. 155. Revue des sciences médicales, 1893, p. 58.

FORME	SEXE	ÂGE	PARTICULARITÉS CLINIQUES	AUTOPSIE — ENCÉPHALE	AUTOPSIE — MOELLE ET NERFS	AUTOPSIE — AUTRES ORGANES	EXAMEN BACTÉRIOLOGIQUE	INDICATION BIBLIOGRAPHIQUE
23. Chorée chronique			Datant de 20 ans. Datant de 5 ans 1/2.	Épanchement dans les méninges; pachyméningite et hématome récents. Atrophie cérébrale. *Microscopiquement :* infiltration de petites cellules rondes, presque uniquement constituées par un noyau volumineux, qui atteint tout son développement dans la zone des grandes cellules pyramidales. Ces cellules se rencontrent également dans la substance blanche sous-jacente. Elles sont pour la plupart disposées au nombre de 3 à 6 autour de la cellule pyramidale, dont elles ont envahi la gaine lymphatique, ou autour des vaisseaux, soit dans, soit autour de la gaine péri-vasculaire.	*Moelle :* paraît légèrement atteinte dans les faisceaux descendants, la région antéro-latérale et le cérébelleux direct.			MM. Lannois et Paviot. — Deux cas de chorée héréditaire avec autopsie. Congrès des médecins aliénistes et neurologistes de France, tenu à Toulouse, du 2 au 8 août 1897, *Bulletin médical*, 1897, n° 66.
24. Chorée chronique	H.	48a.	Mort subitement (suffocation par les aliments) après 8 ans de maladie.	Lepto et pachyméningite; hydropisie ventriculaire et œdème méningé; atrophie et œdème cérébral. Les lésions les plus notables sont les lésions vasculaires, consistant en une prolifération de l'adventice et un élargissement énorme des gaines vasculaires, qui contiennent des débris d'origine hémorragique. Les lésions vasculaires sont au maximum dans l'écorce et la région sous-corticale. Les cellules cérébrales sont réduites de nombre. Les ganglions de la base ne présentent que de faibles lésions vasculaires sans hémorragie.	Dans la *moelle* : les lésions vasculaires sont moins accentuées que dans le cerveau; cependant on trouve un foyer ancien assez volumineux.	Dans les muscles, les files de noyaux séparent les fibrilles.		F.-C. Facklam. — Beiträge zur Lehre von Wesen der Huntingtonschen chorea, *Archiv für Psychiatrie*, t. XXX, 1897, *Revue neurologique*, 1898, n° 6.
25. Chorée chronique	F.	60a.	Morte d'épuisement, après avoir présenté pendant 20 ans des secousses choréiques et des troubles mentaux. Deux sœurs de cette femme avaient également présenté des symptômes de cette maladie.	Dure-mère adhérait au crâne. La pie-mère était un peu trouble, peu épaissie, quoiqu'elle présentât en différents endroits des amas de noyaux et des adhérences à la substance cérébrale. Les circonvolutions cérébrales étaient atrophiées, surtout les circonvolutions frontales et centrales. Le microscope montrait une abondance considérable de noyaux dans toutes les couches de l'écorce cérébrale; de petits foyers de ramollissement et des vaisseaux oblitérés disséminés dans l'écorce et les ganglions centraux.	*Moelle :* La pie-mère était plus altérée et épaissie; ses vaisseaux étaient volum. et l'artère spinale ant. présentait, en particulier, une endartér. très accentuée. Atroph. prononcée des cornes ant. et des col. de Clarke et une dégénéral. diffuse, mais systémat. des cordons ant. et de la partie int. des cord. de Goll. *Nerfs périph.* sains.			P. Kronthal et S. Kalischer. — Weiter Beitrag zur Lehre von der pathologisch-anatomischen Grundlage der chronischen progressiven Chorea (hereditaria), *Archiv für pathologis. Anatomie und Physiologie und für klinische Medecin.*, 1895. *Revue neurologique*, janv. 1896.
26. Chorée chronique	H.	43a.	Choréique depuis l'âge de 38 ans, et atteint de démence. Mort à l'asile, dans le marasme.	Altération des cellules pyramidales et des petites cellules de l'écorce cérébrale allant de la raréfaction protoplasmique périnucléaire jusqu'à la désintégration presque complète des corps cellulaires. Infiltration interstitielle et péricellulaire de petites cellules rondes à gros noyau à protoplasma souvent imperceptible, dans tout le cortex et principalement au niveau des circonvolutions ascendantes droites.	*Moelle :* Mêmes altérations cellulaires et infiltration de cellules névrogliques notamment dans la colonne de Clarke. *Nerfs périphériques* à peu près intacts.			P. Rénaval et G. Raviart. — Observation de chorée chronique héréditaire d'Huntington, examen histologique, *L'Écho médical du Nord*, 17 juin 1900.
27. Chorée chronique				Atrophie du cerveau et du cervelet. Léger épaississement de la pie-mère sur la surface supérieure du cerveau; légère diminution de l'épaisseur de l'écorce (particulièrement dans les circonvolutions front. et centr.). Infiltration de la pie-mère par des leucocytes; endopériartérite des vaisseaux de l'écorce et de la substance blanche. Oblitération des capillaires de l'écorce. Petites hémorragies diffuses. Dans les cellules ganglionnaires chromatolyse centrale, diminution du volume des noyaux, état granuleux et présence du pigment autour du noyau. Dans les *noyaux gris* (surtout dans le noyau lenticulaire) se rencontrent des pet. hémor. diffuses et périartérite des vaisseaux.	Atrophie de la moelle; périartérite, petites hémorragies diffuses. Les cellules sont moins lésées que celles du cerveau. *Racines et nerfs périphériques* : Prolifération du tissu conjonctif.	Atrophie du cœur, du foie, de la rate et des reins.		Vedenhammer. — Communication à la Société de neurologie et de psychiatrie de Moscou, séance du 22 septembre 1900, *Vratsch*, 1900.

CONCLUSIONS

—

I. Dans un grand nombre de cas mortels de la chorée
vulgaire, on trouve des lésions inflammatoires du système nerveux, telles que : les exsudations interstitielles
et périvasculaires de leucocytes et quelquefois de globules rouges et des foyers miliaires d'inflammation,
thromboses vasculaires caractérisant les inflammations
de cause infectieuse (Pierret).

II. Dans les cas de chorée chronique, on rencontre
les mêmes lésions inflammatoires, mais à un stade plus
avancé c'est-à-dire de guérison : méningite, encéphalite
et myélite beaucoup plus étendues et souvent terminées
par sclérose. On note dans un grand nombre de cas une
atrophie du cerveau et des cellules des cornes antérieures
de la moelle.

III. Il n'y a pas de centre choréigène; les lésions
sont disséminées sur tout le tractus moteur et même les
nerfs périphériques.

IV. Les recherches bactériologiques sont encore trop

peu nombreuses pour qu'on puisse en tirer une conclusion au point de vue de l'existence d'un microbe spécifique, mais elles démontrent qu'il existe souvent des
microbes.

V. L'anatomie pathologique comparée nous apprend
qu'il n'y a pas de différence essentielle entre la chorée
humaine et la chorée canine, laquelle est une variété de
paralysie infantile (Pierret).

INDEX BIBLIOGRAPHIQUE

Annales d'hygiène et de médecine coloniales (Résumé dans la Semaine méd., 1900, n° 1).

Apert, Recherches bactériologiques dans deux cas de chorée avec endocardite (Comptes rendus de la Soc. de biol., 1898, séance du 29 janv.).

Bouchut, Traité pratique des maladies des nouveau-nés, des enfants à la mamelle et de la seconde enfance, 1867.

Bouteille, Traité de la chorée ou danse de Saint-Guy, 1810.

Brochet, Chorée infantile (th. de Montpellier, 1892).

Bruno-Galli-Valerio, Le microbe de la maladie des jeunes chiens (Journal de méd. vétér. et de zootechnie, 1895).

— Il moderno Zooiatro, 1893, n° 12 (Résumé par lui-même dans le Lyon médical, 1898, n° 50).

Cadet de Gassicourt, Traité clinique des maladies de l'enfance, 1882.

— Compte rendu de la Soc. méd. des hôpitaux (dans le Bull. méd., 1891, p. 530, séance du 29 mai).

Carougeau, Communication sur les lésions et le traitement de la chorée (Société des sc. vétér. de Lyon, séance du 4 sep. 1898; Journal de méd. vétér. et de Zootechnie, 1898).

Charcot, Leçons du mardi à la Salpêtrière, 1887-88 et 1888-89).

Chirincione (G.) et G. Mirto, Corea chronica progressiva (Rev. des sc. méd., 1891, p. 130).

Crespin, Essai d'interprétation pathogénique de certaines névroses postinfect. (th. de Lyon, 1891).

Dana, On the microbic origin of chorea (Revue des sc. médic., 1895).

— A contribution to the pathological anatomy of chorea (Revue des sc. méd., 1890).

Déjerine, de l'Hérédité dans les maladies du système nerveux (th. agr., 1886).

Demel, Un caso di corea infectiva (Rev. neurol., 1898, n° 1).

Donkin et Hebb, Med. Times, 1884 (Guillemet, th. de Paris, 1892).

Duchateau, Essai de pathogénie de la chorée de Sydenham (th. de Paris, 1893).

Essayan, Chorée et infections (th. de Montpellier, 1897).

Favier, le Cœur dans la chorée (th. de Lille, 1897).

Facklam, Beiträge zur Lehre von Wesen der Huntingtouschen chorea (Rev. neurol., 1898, n° 6).

Forchérand, Contribution à l'étude de la physiologie pathol. de la chorée (th. de Lyon, 1883).

Greffin, Ueber einen Fall Huntinghtouscher chorea (Revue des sc. méd., 1893).

Gribowossi et P. Guizzetti, Per la prezenza di stafilococi nella corea del Sydenham (Rev. neurol., 1899, p. 830).

Joffroy, de la Nature et du traitement de la chorée (Prog. méd., 1885, p. 438).

— Sur quelques symptômes de la chorée (Journal de méd. et de chir. pratiques, 1891).

— De la Folie choréique (Semaine médicale, 1892).

Kéraval et G. Raviart. Obs. de ch. chron. hérédit. d'Huntington. exam. histolog. (Echo méd. du Nord, 1900, 17 juin).

Koch. Zur Lehre von Chorea minor (Rev. des sc. méd., 1888).

Krœmer, Zur pathologischen Anatomie der Chorea (Arch. für Psychiatrie, 1891).

Kronthal et Kalischer, Weiter Beitrag zur Lehre von der path. anat., etc. (Rev. neurol., 1896, janvier).

Lannois, Nosographie des chorées (th. agr., 1886).

— Soc. des sc. méd. de Lyon (Lyon méd., 1892).

Lannois et Chartus. Mémoires de la Société des sc. méd. de Lyon, 1892.

Lannois et Paviot, Deux Cas de chorée héréditaire avec autopsie (Bull. méd., 1897, n° 66).

Lauffenauer, Ueber fünf Fälle von chorea gravis mit., etc. (Bull. méd., 1890, p. 452).

Legay, Contribution à l'étiologie de la chorée (th. de Paris. 1897).

Lereddé, Note sur un cas d'endocardite choréique d'origine microbienne probable (Revue des maladies de l'enfance, 1891).

Leroux. Pathogénie de la chorée de Sydenham (Presse médicale, 1896, n° 24).

Mairas, Étiologie et pathogénie de la chorée commune : ses rapports avec les maladies du cœur ; son traitement (Rev. neurol., 1897, p. 262).

Mathis, De la nature microbienne de la maladie des jeunes chiens (Recueil de méd. vétér., 1887, p. 229).

Meyer (H), Beiträge etc., th. de Bâle, 1894 (Revue méd. de la Suisse Romande, 1895, p. 306).

Michaloff, de la Chorée infantile (th. de Montpellier, 1899).

Mircoli, Lo statilococco nella genesi delle chorea reumatica (Revue neurol., 1899, n° 19).

Ogle, Remarks on chorea Saint-Viti (Brit. and. for med. chir. rewiew, 1868).

Oppenheim et H. H. Hoppe, Zur pathologischen Anatomie der chorea chronica progr. hered. (Arch. f. Psychiatrie, 1893, p. 617).

Pianèse, Pathogénie de la chorée (Revue des mal. de l'enfance, 1892, p. 146).

Pierret. Discussion sur une communication de M. Cusin sur un cas de fièvre hystérique à la Société des sc. médic. de Lyon (Province médic., 1899, p. 571).

— La rage au point de vue psychologique (Province méd., 1891, n° 45).

— Anatomie pathologique de la chorée (Mém. de la Société des sc. méd. de Lyon, 1883).

Powell (Ev.) et Handford. Brain, 1889 (Rev. desse. méd., 1890).

Raymond, Polyclinique du mardi (Bulletin méd., 1897, n° 74.

— Danse de Saint-Guy (Dict. encycl. des sc. méd.)

Roger, Recherches cliniques sur la chorée, sur le rhumatisme et sur les maladies du cœur chez les enfants (Arch. gén. de méd., 1866).

Rousseau, de la Nature des psychoses choréiques (th. de Bordeaux, 1896).

Sainclair, Contribution à l'étude de la pathogénie des paralysies diphtériques (th. de Lyon, 1879).

Sée, De la chorée (Mémoires de l'Académie nationale de médecine, 1850).

Jules Simon, La chorée (Nouveau diction. de méd. et de chir. pratiques, 1867).

— Nature et traitement de la chorée (Bull. méd., 1891, p. 577).

Taty et Jacquin (Lyon méd., 1898, n° 44).

H. Triboulet, du Rôle possible de l'infection en chorée (th. de Paris, 1893).

— Production expérimentale d'une maladie à mouvements choréiformes chez le chien (Comptes rendus de la Soc. de biologie., 1892).

H. Triboulet et Coyon, Recherches bactériologiques, etc. (Presse méd., 1897, n° 99).

Trousseau, Cliniques de l'Hôtel-Dieu de Paris.

Turner (Bull. méd., 1892 et Revue des sc. méd. 1891).

Veidenhamer, Commun. à la Soc. de neurologie et de psychiatrie de Moscou, 1900 (Vratch, 1900).

West, Leçons sur les maladies des enfants 1875, traduites par M. Archambault.

Westphal, Wassermann, Malkoff, Ueber den infectiosen Character und den Zusammenhang von acutem Gelenkrheum. und Chorea (Vratch, 1899, n° 33).

Wood, The basal pathology of chorea (Revue des sc. méd., 1886).

Lyon. — Imp. A. Rey, 4, rue Gentil.